は じ め に

　最近，教育相談の現場では，ＬＤ（学習障害）及びその周辺の子どもたちの相談が増加しています。その中でも，特に，ＡＤＨＤについての相談が急増してきています。このことは，おそらく，マスコミ報道によりＡＤＨＤについての存在が，多くの人に知られ始めたからではないでしょうか。

　ＡＤＨＤ児は，知的な遅れがないため通常学級に通っています。教育相談の経験から感じることは，教師の多くは障害の本質を理解していないということです。適切な指導がほとんどなされていないケースが目立ちます。その上，管理職の先生方からも理解を得られず，悩まれている保護者も多いものです。

　ＡＤＨＤ児は，障害の特性を理解していない教師から叱られ続け，自信をなくし，つらい思いをしているのではないでしょうか。特に心配なのは，他児に同調できないために，「いじめ」の対象となり，ついには不登校に陥るなどの二次的な障害が出ることです。

　今，一番必要なのは，"教師がＡＤＨＤについて正しく理解し，特性に応じた対応をする"ことです。

　ＡＤＨＤ児を目の前にした教師は，「なぜこのような行動をするのだろう」「どう指導したらよいのだろう」と理解や対応に悩んでいることでしょう。

　本書は，そんな「特別な教育的ニーズ」のあるＡＤＨＤとその周辺の子どもたちへの理解をはかるとともに，対応や指導のヒントになることを願って作成したものです。

　本書で紹介する対応や指導のヒントは，今まで蓄積されてきた障害児教育のノウハウを基底にしています。それに加え，教育現場で行われてきたＡＤＨＤ児への指導の工夫を紹介しています。

　教師が「特別な教育的ニーズ」のある子どもたちの特性を理解し，一人一人の実態に合った具体的な取り組みを工夫することは，とても大切です。多くの方々に活用していただき，すべての子どもたちが楽しい学校生活を送れるようにと願っています。

　また，盲・聾・養護学校においても，教育相談で利用していただけたらと思っています。さらによりよい資料になるよう御教示いただけると幸いです。

平成13年2月
尾崎　洋一郎

目　　　次

理解のために

こんな子いるかな？－ＡＤＨＤ児の理解のために－ ……………… 3

ＡＤＨＤとは ………………………………………………………… 4

ＡＤＨＤ児の世界（情報処理がうまくいかない）………………… 5

ＡＤＨＤをどう理解するか ………………………………………… 6

ＡＤＨＤが生じるメカニズム ……………………………………… 8

ＡＤＨＤ児への誤解 ………………………………………………… 9

他の障害との違い
　　１．知的障害との違い ………………………………………… 10
　　２．自閉症との違い …………………………………………… 10
　　３．ＬＤ（学習障害）との違い ……………………………… 11

脳の障害には連続性がある ………………………………………… 12

近接の障害
　　１．高機能自閉症 ……………………………………………… 14
　　２．アスペルガー症候群 ……………………………………… 15

随伴する症状（障害）
　　１．反抗挑戦性障害 …………………………………………… 16
　　２．行為障害 …………………………………………………… 17

問題となる二次障害 ………………………………………………… 18

いちばん変わるべきは教師の意識－発想の転換－ ……………… 20

こんなことばを使ってませんか …………………………………… 21

指導の基本的な考え方
　「本人自身の問題」と「周りの無理解の問題」の両方から考える！ … 22

ＡＤＨＤ児指導のポイント
　全て新しい指導法を開発する必要があるわけではない！ …… 24

ＡＤＨＤ児指導上の留意点 ………………………………………… 26

学級での支援のポイント
　　　－行動を変えるために，担任がすぐにできる支援の例－ ……… 28
　いじめの対象となりやすいＡＤＨＤ児 ……………………………… 30
　校内指導体制を確立する ……………………………………………… 31
　保護者との連携 ………………………………………………………… 32
　医療との連携（薬物療法）…………………………………………… 34
　バランスのとれた食生活を …………………………………………… 35

対応を考える

　こんな様子が見られませんか？ ……………………………………… 39
　よく使われる技法
　　１．「図」の強調（「図」と「地」の関係で）………………… 40
　　２．背向型の原理 ……………………………………………… 41
　　３．継続的接近の原理 ………………………………………… 42
　　４．「行動の原則」の活用 …………………………………… 43
　ぼんやりと空想にふける ……………………………………………… 45
　指示や話を聞いていないように見える ……………………………… 46
　作業や課題を仕上げられない ………………………………………… 48
　すべきことの優先順位がわからない ………………………………… 50
　宿題の提出を忘れる …………………………………………………… 51
　忘れ物が多い …………………………………………………………… 52
　物をなくす ……………………………………………………………… 54
　毎日の日課を覚えられない …………………………………………… 56
　筆記式のテストに取り組めない ……………………………………… 58
　整理整頓ができない …………………………………………………… 59
　過剰な動き ……………………………………………………………… 60
　過剰なおしゃべり ……………………………………………………… 63
　出し抜けに答える・話題を急に変える ……………………………… 65

考えなしに行動する	66
順番を待てない	68
じゃまをする	69
興奮しやすい	70
場面や状況の変化に適応するのがむずかしい	72
興味の偏り・こだわり	74
時間の感覚がつかめない	76
不器用	77
からだの動きがぎこちない	78

参考資料

1　ＡＤＨＤ：教育的対応のための定義・判断基準（試案）
2　『ＤＳＭ－Ⅳ　精神疾患の分類と診断の手引』高橋三郎訳（医学書院）
　　より引用
3　相談機関一覧

参考文献等

理解のために

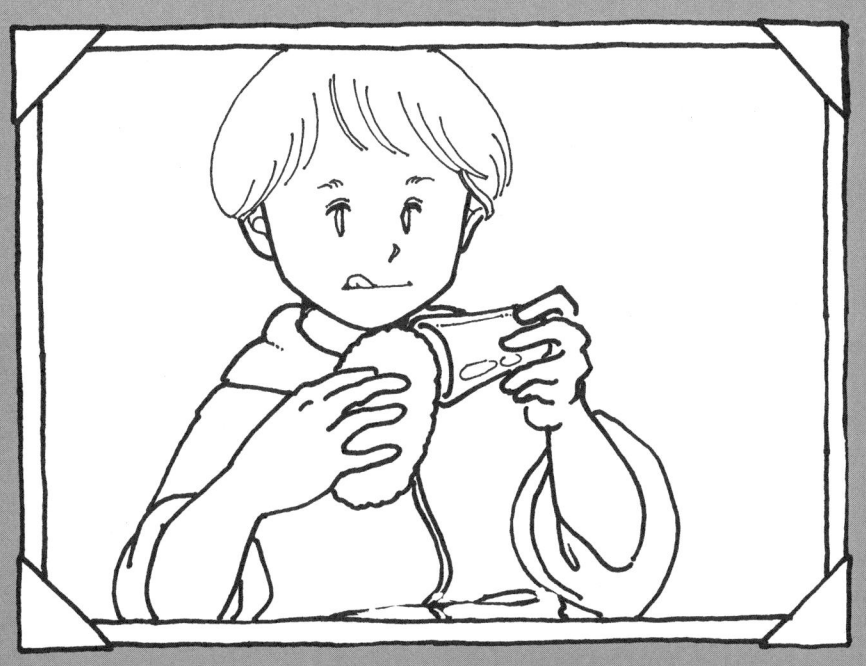

理解のために

こんな子いるかな？ －ADHD児の理解のために－

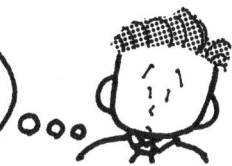

特に知的な遅れは感じられないのに
指示に従えないな‥‥
くり返し注意しても効果が上がらないな‥‥

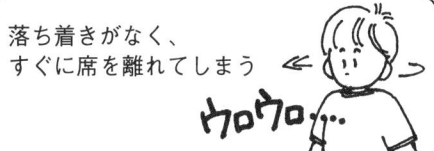
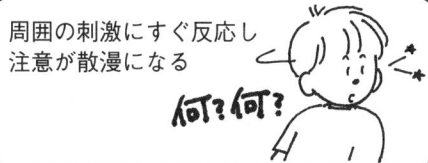
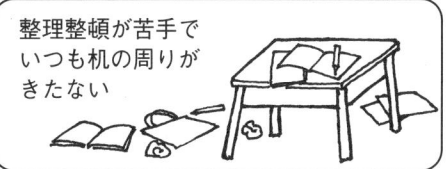
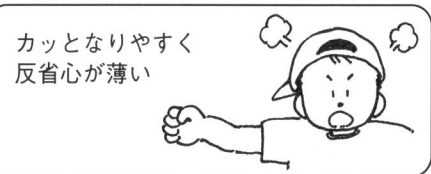
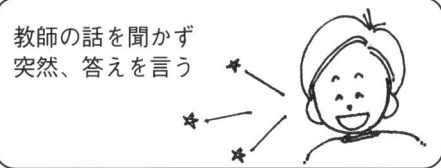
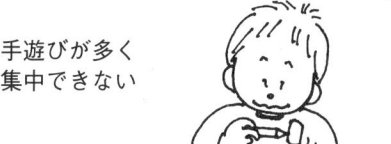
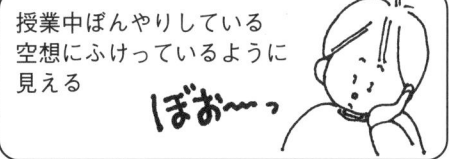
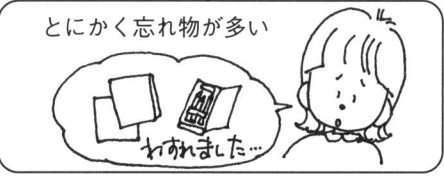
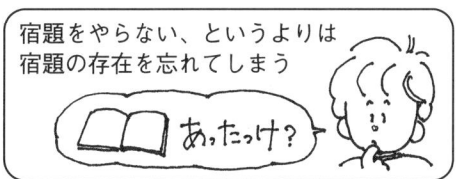
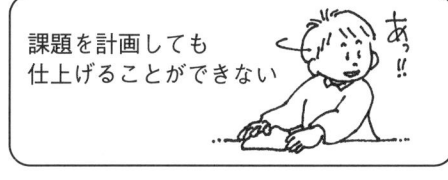
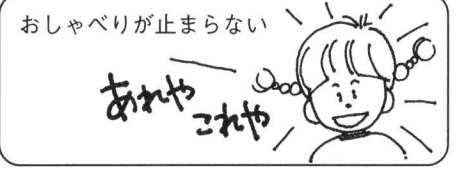

このような様子が見られる子どもの中には，ADHDの子どもがいるかもしれません。
そんな子どもたちを正しく理解するために，
本書を利用してください。

ADHDとは

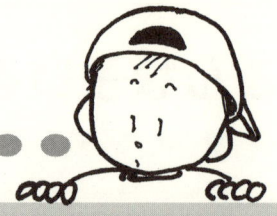

　ADHDとは,アメリカ精神医学会の診断基準第4版(DSM－Ⅳ)にある診断名です。「Attention-Deficit/Hyperactivity Disorder」の頭文字をとって「ADHD」と表されています。日本語では「注意欠陥/多動性障害」と訳されています。

　ADHDは,「不注意」「多動性」「衝動性」の三つの症状を特徴とする症候群です。脳に何らかの原因があると考えられています。

　ADHDの診断は,DSM－Ⅳの診断基準に基づき,専門の医師によって行われます。

※DSM－ⅣでのADHD診断基準(参考資料1　参照)

※文部科学省の研究会議は,その最終報告で,ADHD児への教育的対応について具体的な提言を行っています。それによると,「**今後,ADHD児や高機能自閉症児等への教育的対応に関する調査研究を行い,判断基準等について明らかにするとともに,効果的な指導方法や指導の場,形態等について検討することが必要である**」とされています。

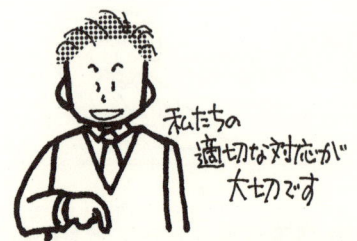

「21世紀の特殊教育の在り方について　～一人一人のニーズに応じた特別な支援の在り方について～(最終報告)」平成13年1月15日
21世紀の特殊教育の在り方に関する調査研究協力者会議

ADHDの出現頻度は3～5%程度と高く,通常1クラスに1名はいる計算になります。そのため教育現場での適切な対応が求められています。

理解のために

ＡＤＨＤ児の世界　（情報処理がうまくいかない）

　私たちがＴＶを見ている時，通常は他の音には気づいていません。しかし，携帯電話の着信音が鳴ると，ＴＶよりもそちらに意識がいきます。これはごく当たり前のことです。

　子どもたちの周りを見渡してみてください。いろいろな刺激があります。本，ゲーム機，ＣＤ，お菓子，玩具等です。耳を澄ませてみると，遠くに車の音，窓の外に小鳥のさえずり等が聞こえます。通常，子どもがゲーム機で遊んでいる時，ゲーム以外の刺激には意識がいっていません。

　しかし，ＡＤＨＤの子どもたちの場合は，ごく普通に周囲にあるもの，目につく本や玩具，耳に聞こえてくる話し声や車の走行音など，全てを同じように感じています。周りの刺激を全て感じてしまうので，「集中しなさい」と言ってもできるはずがないのです。気になって気になってしかたがないから，あちこち動き回ってなんとかしようとします。全ての刺激を同じように感じていますので，周囲から見たらなんでもないものでも興味をもったりするのです。

　反対に，自分の興味あるものに集中してしまうと，周りからの働きかけに注意が向かず，反応しなくなることもあります。生まれつきそのような世界で生きているのがＡＤＨＤの子どもたちなのです。

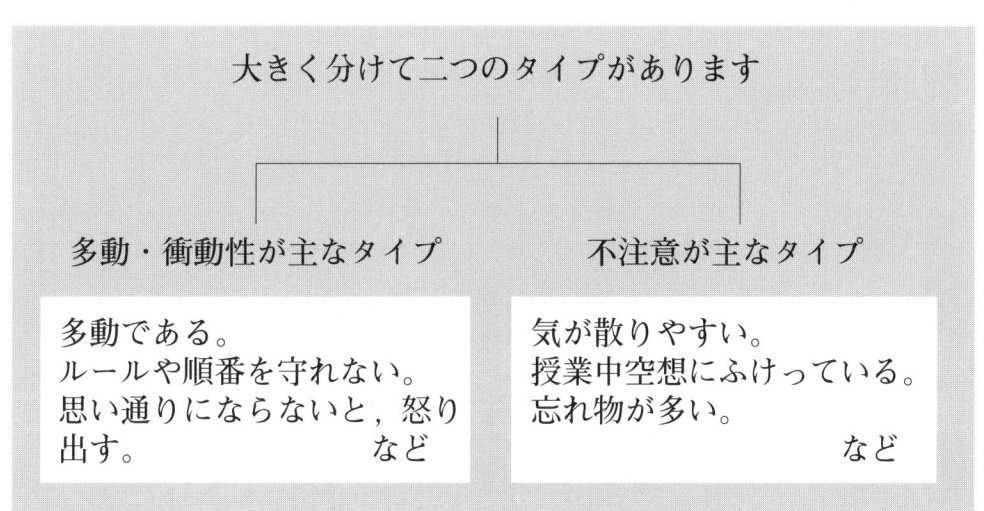

ＡＤＨＤをどう理解するか

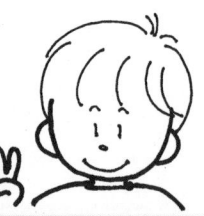
三つの特徴があります

<三つの特徴>
①不注意
　　注意や集中が適切にできない状態をいいます。集中すべきところに集中することができず，目的ある行動がとりにくいことをさします。
②多動性
　　状況からみても社会的にも不適切で，目的のない行動をとってしまう傾向をさします。
③衝動性
　　思いついたことや外部からの刺激に対して，反応を抑えることができず，即座に衝動的に反応してしまうことをさします。

基本症状は，「衝動性」あるいは「抑制機能の欠如」です。

※通常①②③の三つの特徴が絡み合って出てきますが，「不注意」だけのタイプもあります。
　また，「多動」に関しては，ある場所では多動でも，別の場所ではほとんど普通にしているケースもあります。

<行動の特徴>
・ものごとをパッと見て判断してしまう。
・計画したことを最後まで進めることができない。
・目的なく教室を歩き回る。ソワソワしたりして休みなく動いている。
・お喋りを我慢できず，絶え間なく大声で早口で話す。
・会話がたびたび横道にそれる。思考が乱れやすい。
・結果を考えずに行動してしまう。
・興味ある物はすぐに触ったり，手に取らずにはいられない。
・質問が終わる前に出し抜けに答えてしまう。　　　　　　　　など

理解のために

　本来子どもは，落ち着きがないものです。特に幼児期は活発に動き，元気に遊びまわっているのが普通です。では，どこからを発達障害というのでしょうか。「多動」に関しては，たんに落ち着きがないとか，活発であるということではなく，周りの状況に合わせた適切な動きでなかったり，発達段階にふさわしくないといったことが判断基準になります。「不注意」に関しても私たちの周りには「うっかりさん」はたくさんいます。でも，多くの「うっかりさん」は社会にちゃんと適応しています。ですから，不注意＝ＡＤＨＤではなく，周りとの関係で，どの程度の不適応を起こしているかが重要な判断基準になっています。

　すなわち，専門医によりＡＤＨＤと診断されるには，診断基準に書いてある特徴があるかないかというだけでなく，「周りと不適応を起こすほど」で「発達段階にふさわしくない行動パターン」があることも，重要なポイントとされているようです。

　ＡＤＨＤの子どもたちとは，次のように理解していいと思います。

> 「自分の行動の結果を予測し，そこから自分の行動を調整する脳の働き」が障害を起こし，それによって学校や家庭で不適応を起こしている。そのため本人も周りも困っており，なんらかの支援が必要な子どもたちである

　「周り」の状況に順応しにくいということは，症状があっても，**「周り」のほうを調節していけば適応が改善されていく**ということです。したがって，ＡＤＨＤの子どもたちの多くは，学習面や生活面でうまく工夫できれば通常の学級でも十分やっていけるようになります。

ＡＤＨＤが生じるメカニズム

　ＡＤＨＤの発症原因は，完全にはまだ解明されていませんが，脳内の神経伝達物質の異常による，と推定されています。

中枢神経系の機能障害

脳の発達が未熟らしい。
脳の神経伝達物質のやり取りがうまくいっていないらしい。
人間の行動を制御する部分が弱いらしい。

認知（情報処理）過程の機能

さまざまな感覚器官を通して入ってくる情報を受け止め，整理し，関係づけ，表出する過程で，全体をうまくまとめたり調整する役割をする部分が十分機能しない。

情緒・行動の不適応症状

ほどよい抑制がきかなかったり，我慢することができず，やりたいことはどうしてもやってしまう。
適切な対応をされてこなかったことが原因で，自信や意欲をなくし，自己評価が低くなったりして二次的な障害が生じる。

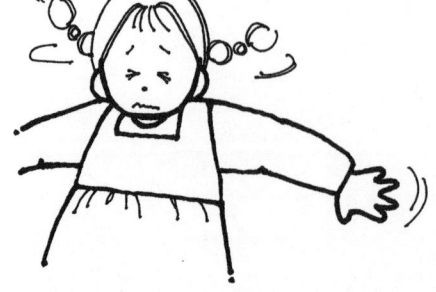

理解のために

ＡＤＨＤ児への誤解

　多くのＡＤＨＤ児やその保護者は，あらゆる場面で誤解と偏見を受けています。多くの人々がＡＤＨＤに対するきちんとした知識をもつことが大切です。

１．保護者のしつけ不足がＡＤＨＤの原因？
　　しつけのせいではなく，脳の働きに原因がある生まれながらの性質です。ただし，気質的なものは親から受け継がれていくこともあります。

２．愛情不足でＡＤＨＤになるの？
　　愛情不足でＡＤＨＤになるというのは間違いです。しかし，ＡＤＨＤの症状があるにも関わらず，その保護者がなんら問題意識を持たず，適切な治療や教育を希望しないため問題行動が増加していく場合，その保護者は本当の愛情をかけていないということになります。

３．「キレル子ども」はみんなＡＤＨＤのせい？
　　「ＡＤＨＤ＝暴力傾向有り」というのは，大きな誤解です。

４．学級崩壊はＡＤＨＤ児のせいなの？
　　学級がうまく機能しない状態（いわゆる「学級崩壊」）は，子ども全体に社会性が育っていないことが原因です。ＡＤＨＤとは直接関係ありません。この件は一部マスコミが，いかにもＡＤＨＤ児が原因で学級崩壊が起こるがごとく報じたのが誤解を生じています。

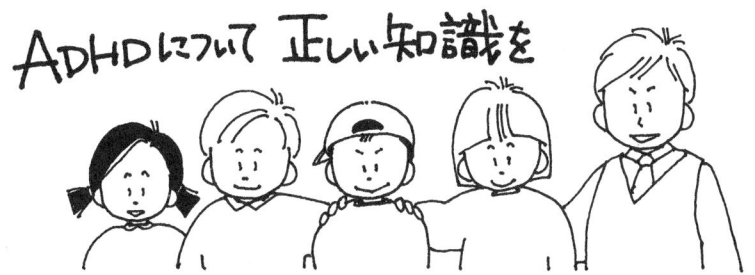

他の障害との違い

1．知的障害との違い

　ＡＤＨＤは，全般的な知的発達に遅れはないので，知的障害ではありません。

　もともと，ＡＤＨＤの症状は，通常の家庭・学校・地域・社会で，通常の発達をしている子どもを基準として提案されたものです。知能が大きく遅れている場合は知的障害であって，ＡＤＨＤではありません。

　特に，知的障害児は授業中教室内を歩き回ることがありますので，そのことでＡＤＨＤと間違われやすいのです。

　　　　○知能検査等で明らかに知的障害が見られた場合
　　　　　　　　　　　　↓
　　　　知的障害の養護学校や養護学級で教育を行うことも考慮する。

2．自閉症との違い

　自閉症は，多動で不注意で衝動的である点はＡＤＨＤとよく似ています。ＡＤＨＤと大きく異なるのは自閉症に見られるコミュニケーション障害のところです。自閉症のコミュニケーションは絶えず一方的であり，相互的になることはまれです。また，自閉症では物への対応の不自然さも認められます。

　自閉症によく見られる常同行動（手を顔の前でヒラヒラさせるなど）は，ＡＤＨＤにはほとんど見られません。

　自閉症は，ＡＤＨＤと同様，アメリカ精神医学会の診断基準（ＤＳＭ－Ⅳ）によって診断されるものです。この時，ＡＤＨＤは広汎性発達障害（広義の自閉性障害）との重複診断はしない取り決めになっています。しかし，実際には自閉的傾向のＡＤＨＤ児もいます。ＡＤＨＤと自閉症の両方の診断基準に当てはまるときは，診断の決まりとして，自閉症と診断することになっています。

ADHDは知的障害ではありません

3．LD（学習障害）との違い

※LD ‥‥ Learning Disabilities の略

　LD（学習障害）は，教育用語です。以前は「学習能力の障害」と訳されていました。これまでとは異なった方法で学習するとうまくいく子どもたちのことです。

　ADHDと同様に，脳に何らかの原因があると考えられています。LDの定義は以下によりますが，ADHDとは判断基準が異なり，別のものであると言えます。しかし，学習障害はADHDと合併する場合が多く見られるため，「ADHD＝学習障害」と勘違いされやすいのです。

> 　学習障害とは，基本的には全般的な知的発達に遅れはないが，聞く，話す，読む，書く，計算する又は推論する能力のうち特定のものの習得と使用に著しい困難を示す様々な状態を指すものである。
>
> 　学習障害は，その原因として，中枢神経系に何らかの機能障害があると推定されるが，視覚障害，聴覚障害，知的障害，情緒障害などの障害や，環境的な要因が直接の原因となるものではない。
>
> 　　　　「学習障害児に対する指導について（報告）」平成11年7月2日
> 　　　　学習障害及びこれに類似する学習上の困難を有する
> 　　　　児童生徒の指導方法に関する調査研究協力者会議

　ADHDで学習障害を合併しているのは，50～80％といわれています。すなわち，5割はいるが，8割を越えることはないということです。

　また，ADHDは学習障害児だけに合併して現れるのではなく，軽度知的障害児の中にも合併して現れることがあります。

※医学用語のLD（学習障害）について

　医学用語のLDは，Learning Disorders の略です。教育の分野で一般に使われている広義の学習障害に対して，狭義の学習障害を指します。次のような種類があります。

・読　字　障　害：読みの正確さと理解力についての困難
・算　数　障　害：基本的な計算力の習得の困難
・書字表出障害：文字を正確に書くことの困難
　　（一部引用：「DSM-Ⅳ精神疾患の分類と診断の手引」医学書院）

脳の障害には連続性がある

　ＡＤＨＤ・ＬＤ（学習障害）・知的障害・自閉症等は，「脳に何らかの原因がある障害」という点では共通していますが，それぞれが違う基準で判断（診断）されます。そして，それは，表に現れた状態像からの判断（診断）である場合が多いのです。

　※ＬＤと知的障害は，教育の分野で**判断**できますが，ＡＤＨＤや自閉症は医師が**診断**します。

　種々の障害は，脳の組織が受けたダメージで生じます。ダメージが大きいほど，それらは徐々に（連続的に）重くなり，複雑に重なり合う場合も見られます。

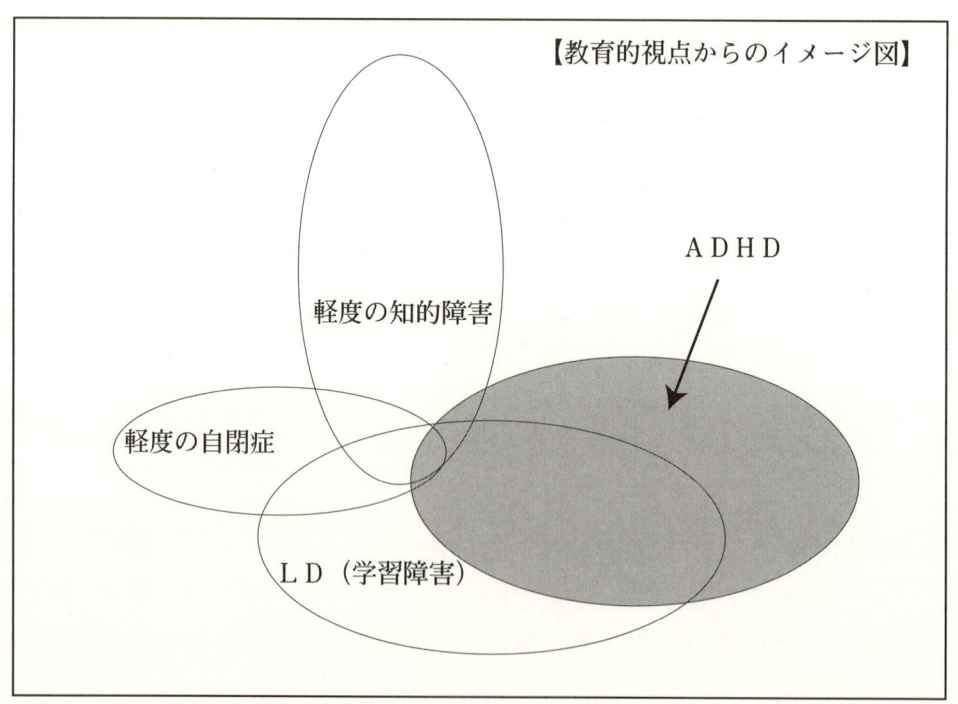

【教育的視点からのイメージ図】

　特に，脳の軽い障害が推定されるときには，特性が重複するため，「ＡＤＨＤ」とよく似た行動を示す他の障害の子どももいます。
　すなわち，脳の障害には連続性があるからです。

理解のために

　したがって、担任が「ＡＤＨＤかもしれない」と疑いをもったり気づいたりした子どもがいた場合、全てがＡＤＨＤなのではなく、おそらく、軽度の知的障害・ＬＤ（学習障害）・軽度の自閉症等も含まれていることが考えられます。決して安易に決めつけてはいけないし、その判断（診断）の手続きは、慎重に進められるべきものです。

　しかし、教育について考えるとき、判断（診断）名があってはじめてその子への援助が開始されるわけではありません。

　子どもの理解のために判断（診断）名を参考にすることはもちろんですが、その判断（診断）名で指導のあり方を決めるわけではありません。たとえ判断（診断）名が同じ場合でも、子どもの実態は一人一人違うのですから、その子どもに応じた指導のあり方を考える必要があります。
　また、例えば、ＡＤＨＤの子どもだけに援助をして、学業不振等の子どもたちに何の援助もしないということでもないはずです。

　教師は、目の前に特別な配慮の必要な子どもがいれば、その子どもの実態をとらえる努力をして、指導の手だてを探っていくはずです。
　教師は、判断（診断）名を明らかにすることにやっきになるよりも、目の前にいる子どもがどのような援助を必要としているかを重要視すべきであり、具体的な指導（援助）の手だてを考えて実施していくことの方が大切であるといえるでしょう。

　ＡＤＨＤだけに限らず、ＬＤ（学習障害）・学業不振・軽度の知的障害・軽度の自閉症など、その周辺の子どもたちも含めた対応を考えていく方がより現実的だといえます。

近接の障害

　ＡＤＨＤ児の中には，成長にしたがい，診断名が「アスペルガー症候群」と変更されたり，「自閉的傾向のＡＤＨＤ」と診断されたという場合があります。これは，前頁で述べた，障害の連続性のためと思われます。

1．高機能自閉症

　知能指数は正常範囲ですが，行動は自閉症そのものです。自閉症の三つの主要症状（①人に対しての反応が全般的に欠如　②コミュニケーション手段の発達に障害がある　③周囲への反応が自然でなく奇異である）がみられます。

　通常学級に在籍していますが，良い意味でも悪い意味でも目立った存在となります。自ら人に関わる意欲と関心はあるのですが，関わり方が場面に不適切で奇妙なため，絶えず周囲とトラブルを起こしてしまうのです。

　症状の特徴としては，相手の気持ちや都合を気遣うということができないところです。場面の雰囲気を読みとることが苦手なのです。ことばは，ある面では流暢に話しますが，ユーモア，からかい，皮肉，暗喩などの言外の意味の理解が難しいのです。したがって，いじめのターゲットにされやすいといえます。

　子どもの心や行動の問題を考えるとき，その背景に「高機能自閉症」の存在が疑われる場合があります。多くの場合，このことに家族も教師も気付いていません。そのため，不適切な対応が繰り返され，その結果，思春期になり，より強い問題行動が出てくることが考えられます。したがって，「高機能自閉症」の存在を多くの人に知って欲しいと思います。

理解のために

2．アスペルガー症候群

　高機能自閉症の一部だと考えられています。知的な遅れはありません。ことばの発達は普通の子どもたちと同じか，むしろ優秀です。ことばの発達に遅れがない，というところが高機能自閉症との違いです。家族とのコミュニケーションは少なくとも，悪くありません。家庭ではほとんど目立たないのです。だから，はっきり気付かれるのは，集団生活を始めるようになってからです。何が問題かというと，共感性に乏しいというところです。相手の気心を察するという共感，これがほとんどありません。人の気持ちが分からないから，相手がいやがることもずけずけ言ってしまいます。本人は悪いことを言ったとは気付いていません。したがって，トラブルが多くなり，友だちはできにくいようです。孤独でありながら，本人は平然としています。興味あることには精通するなど，頭は良いので，限られた範囲での社会生活は立派に送れます。いわゆる，頭は良いけれどもちょっと変わった人，という感じです。

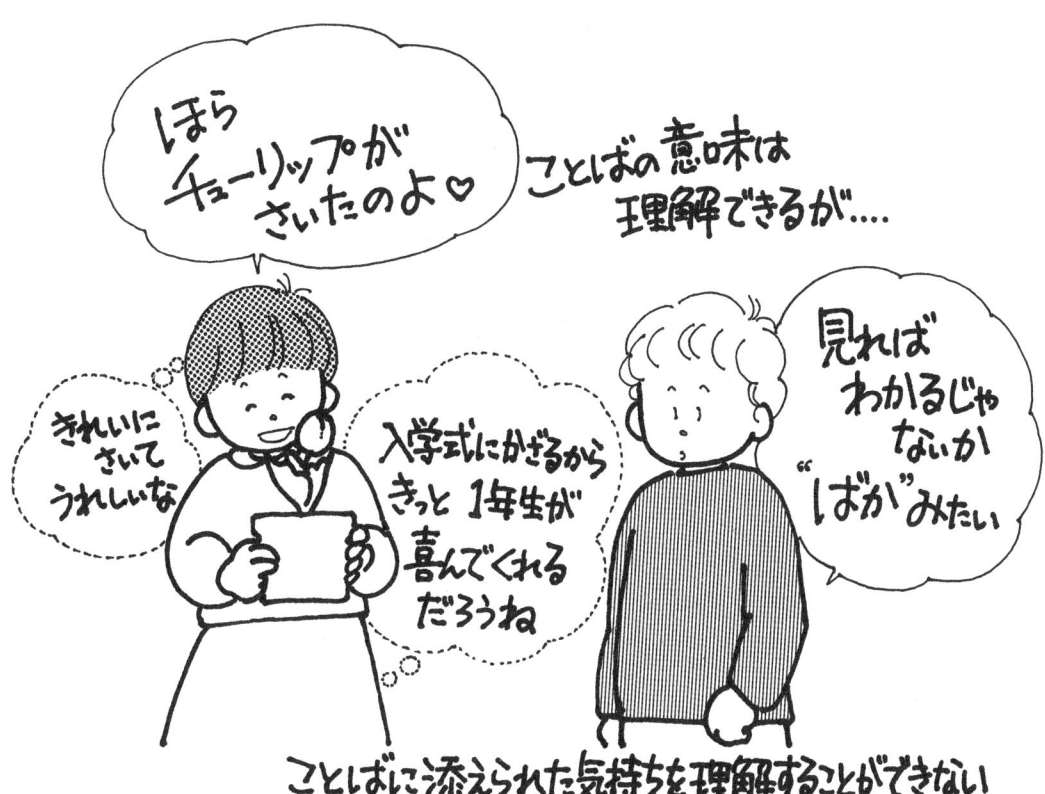

随伴する症状（障害）

　ＡＤＨＤ児の中には，行動・精神面の問題を合併する場合が少なくありません。これらは，ＡＤＨＤそのものから生じるのではなく，周囲の不適切な対応とＡＤＨＤとしての衝動性が関係し合って二次的に生じていると考えられています。

　合併症の中で特に心配されているのは，一部のＡＤＨＤ児ではありますが，非行など反社会的行動を繰り返す行為障害です。この行為障害とＡＤＨＤの中間型として反抗挑戦性障害があります。

　反抗挑戦性障害と行為障害は，ＡＤＨＤと同様，アメリカ精神医学会の診断基準（ＤＳＭ－Ⅳ）によって医師により診断されるものです。三者は比較的近い関係にあると考えられています。

１．反抗挑戦性障害

　ＡＤＨＤ児のごく一部に，小学校高学年になって，むしろ問題行動がひどくなってしまう子どもが存在します。大人（親や教師）に反抗し，周囲の大人をわざと怒らせるように挑発を繰り返すのです。学校で突発的な乱暴な行為が止まらず，急に怒り出してけんかを始めたり，物を投げたりなどの衝動的な行動が頻発します。

　このような場合，学校だけでの対応には無理があります。すぐに，専門機関への相談及び医療との連携が必要です。この段階で症状が止まるかどうかがその子どもの将来を大きく左右します。学校は保護者に，児童精神科や小児神経科又はＡＤＨＤに詳しい小児科医，大学病院の発達障害外来等への受診をすぐにすすめてください。

※以下の８項目のうち，４項目以上に該当（同じ年頃に普通認められるよりも頻繁に起こる場合）し，しかもそれによって学業や学校生活に支障が生じていることが認められる場合，至急，医師への受診をおすすめします。

・かんしゃくを起こす　・大人と言い争う　・大人のつくる規則（校則や家庭内の規則など）を積極的に破ったり拒否する　・故意に他人をいらだたせる　・自分の過ちを人のせいにする　・神経過敏または他人からいらいらさせられやすい　・ちょっとした事で人に腹を立て怒り出す　・いつまでも恨みを抱く

（引用：「ＤＳＭ－Ⅳ精神疾患の分類と診断の手引」医学書院）

2．行為障害

　ＡＤＨＤ児の一部が反抗挑戦性障害になり，なお，その一部が中学生頃になり，恐喝やけんかを繰り返すなど，他人の基本的人権を侵害するような明確な違法行為を繰り返す行為障害に移行していくこともあるようです。ここまで進むと，その後の経過は良くないようです。ですから，行為障害を合併しないように，それ以前の対応が重要なのです。

　ふさわしい教育的対応をすることや，適切な医学的治療を受けさせることが大切です。

　なお，反抗挑戦性障害や行為障害に移行していくのは，ＡＤＨＤ児のごく**一部**であることを，再度強調しておきたいと思います。

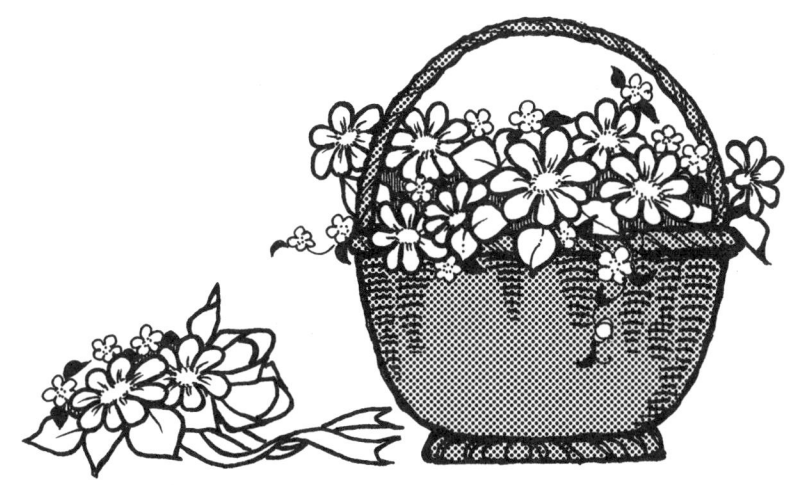

問題となる二次障害

　ＡＤＨＤ児は，思春期になると，非行や不登校，いじめ，家庭内暴力，ひきこもりなどの二次障害の発生率が高いといわれています（ＡＤＨＤでない子との比較で）。適切な対応をされてこなかったことが原因だと考えられています。

　ＡＤＨＤ児は，幼児の頃から，周りが困るような問題行動をたくさん起こすので，注意や叱責を受け続けています。しかし，注意を受ける本人の意識には，「自分は落ち着きがない」というのはありません。したがって，自覚していない行動を叱責されることが続くと，反省することよりも反発する心が育っていくことになります。

　また，教師にも友だちにも認められずに，自信を失い，自己評価をどんどん下げながら過ごしてきています。思春期になると，そのうっせきしたものが吹き出すのだと思われます。

　ＡＤＨＤの二次障害として，特に気を付けなければいけないのは，前頁で述べた，非行など反社会的行動を繰り返す行為障害です。行為障害はＡＤＨＤそのものから生じているのではありません。周囲の不適切な対応とＡＤＨＤとしての衝動性が関係し合って二次的に生じているのです。行為障害を合併した場合，その後の経過が非常に不良です。したがって，行為障害を合併しないように，早期からの対応が特に重要になります。

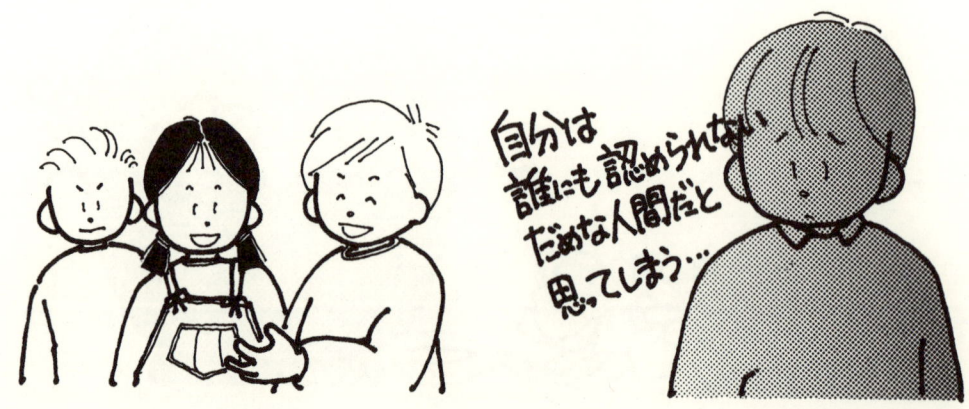

理解のために

【二次障害の例】
・情緒障害（緘黙，チックなど）
・気分障害（そう状態，うつ状態，持続的な気分の変調）
・不登校　　　・ひきこもり　　　・家庭内暴力
・反社会的行動（非行など法に触れる行為）
・行為障害（反社会的行動を繰り返す）　　　　　　など

　ＡＤＨＤで最終的に問題になってくるのは，「落ち着きがない」という問題よりは，情緒の面，すなわち「心」の問題だといわれています。子どもたちは，私たちが思っている以上に自己評価が低いのです。自分はだめな人間だ，愛してくれる人がいないと思っているようです。

　重要なのは，二次障害を起こさないように，早期から適切な対応をすることです。

　重要なのは，二次障害を防ぐこと！
　自尊感情（自己評価）を下げないような対応が，支援の最大のポイントです。

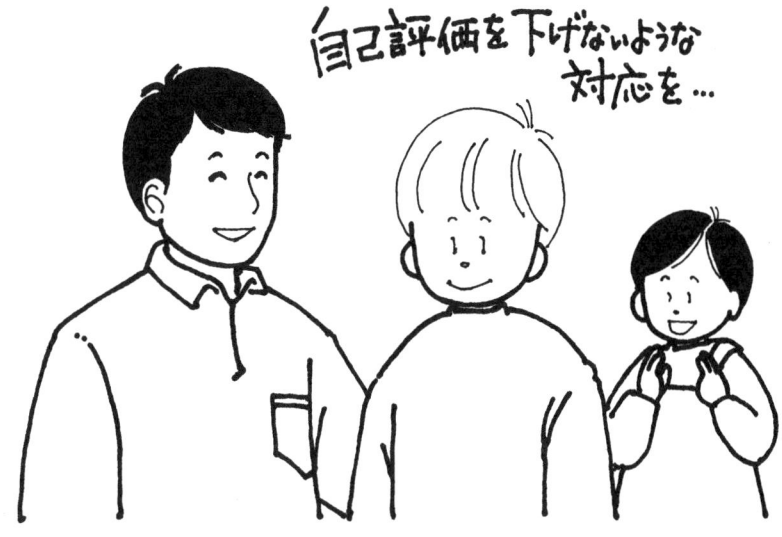

いちばん変わるべきは教師の意識 —発想の転換—

　教室の中にいる子どもを見守る際に，ＡＤＨＤやＬＤ（学習障害）の特性を頭に入れて見渡すと，今までと違った角度からも子どもを見ることができるようになります。

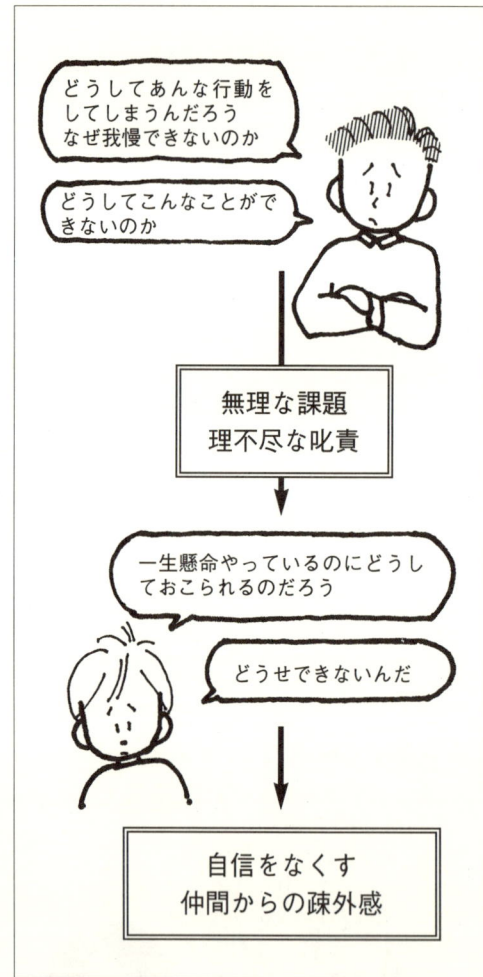
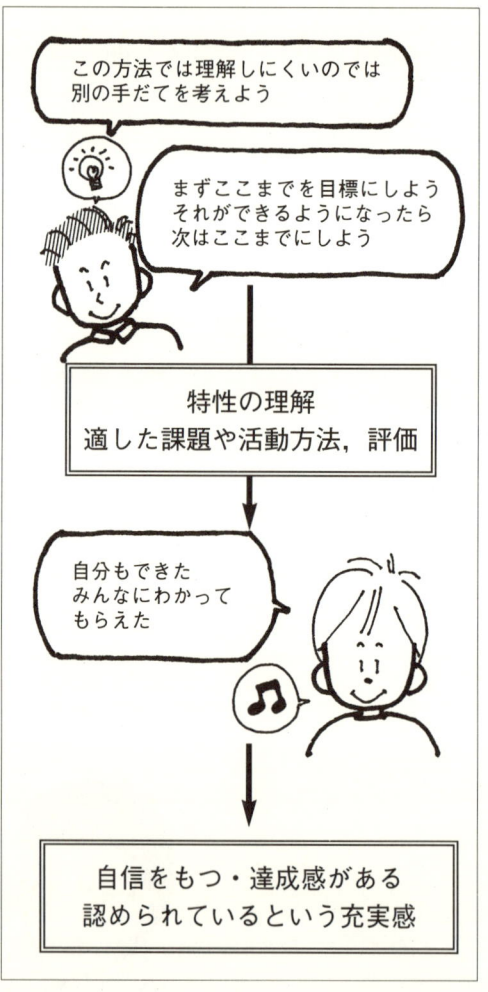

　教育の現場にいる教師がＡＤＨＤやＬＤ（学習障害）の特性を知っているかどうかは大きな意味を持ちます。また，それは，ＬＤ児やＡＤＨＤ児だけに限らず，全ての子どもたちを理解する幅を広げることにもなります。

理解のために

こんなことばを使ってませんか

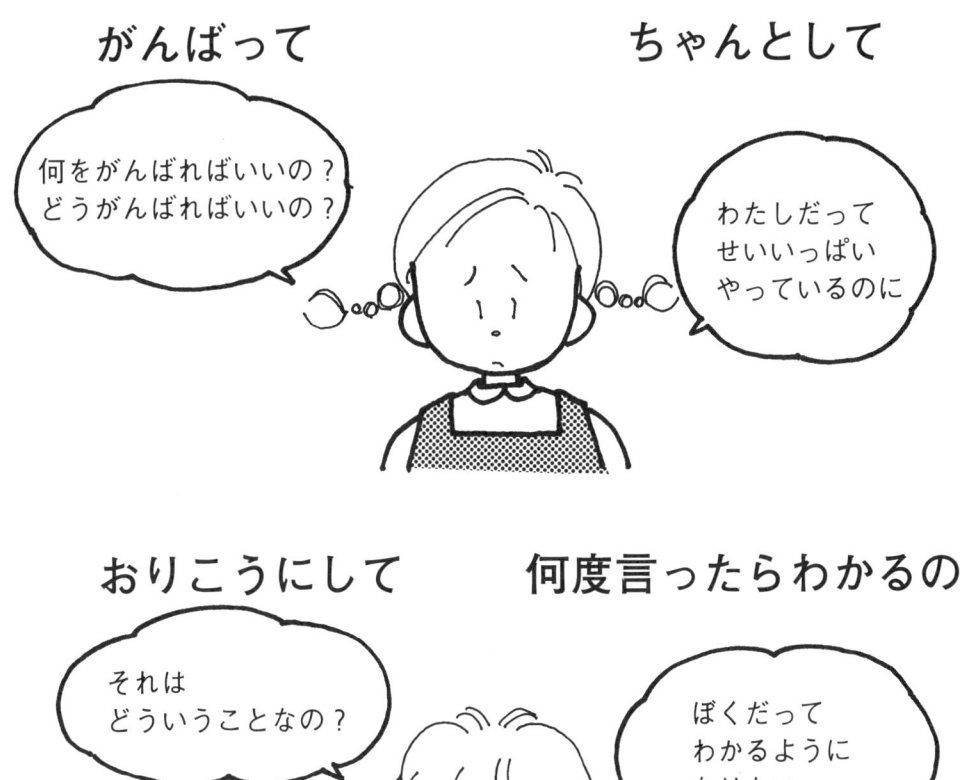

　ADHDやLD（学習障害）等の「特別な教育的ニーズ」がある子どもにとって，「きちんとして」「ぐずぐずしないで」等，抽象的なことばでの指導は理解できない場合があります。なるべく具体的な別のことばに置き換えた方がよいでしょう。

指導の基本的な考え方
「本人自身の問題」と「周りの無理解の問題」の両方から考える！

●●●●●●●●●●●●●●●●●●●●●●●●

本人自身の問題から

> 気が散りやすく集中できない。失敗が多く中途半端で終わってしまう。達成感，満足感が得られない。その結果，自己イメージが低下する。

したがって，対応のポイントは
↓
その子の能力や長所を見つけてそれを評価する。
自信をもたせることを考える。
達成感が感じられる経験をさせる。

【対応例】学級で皆の役に立つ仕事を持たせ，それを認めていく。

　やればできることを，子どもと一緒に確かめていきます。このような指導を根気強くしていきます。どんなに些細なことでも，ひと言ほめましょう。担任以外の先生方や管理職にも協力を求め，たくさんほめてもらいましょう。子どもにとって，教師から認められることは自己評価を高めることになります。自己評価を高めることが，精神的な安定につながります。

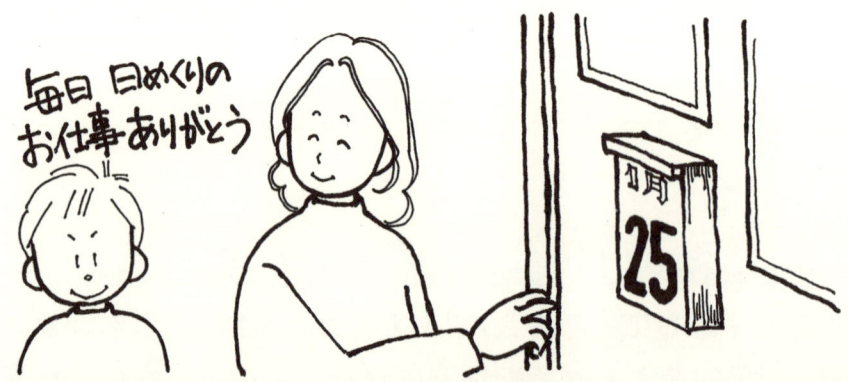

> 挫折感や悔しい気持ちをくんで，まずは共感を！
> （例）「忘れ物がまたあって，君もがっかりだね」
> 　　　「君も努力しているのに，うまくいかなくてイライラするよね」

理解のために

周りの無理解で起こる問題から

> だらしがない，乱暴，わがまま，落ち着きがない等，自分ではどうしようもないことや自覚していないことで注意や叱責をたくさん受ける。評価されたりほめられたりすることが少ない。
> その結果，自己イメージが低下し，自己肯定が出来ない。場合によっては不登校になったり，反社会的行動をしてしまう。

したがって，対応のポイントは
↓

症状があっても，「周り」つまり環境の方を調節していけば適応が改善されていくことになります。すなわち，周りの人の理解がキーポイントになります。

【対応例】**学習の環境を整える。**

・教室の環境を整えます。
　　集中を困難にする周りの刺激を徹底的に減らします。
　　座席の位置を工夫します。(低学年では教師のすぐ前)
・課題の与え方を工夫します。
　　目的がはっきりしていて，短く，単純で，教示が簡潔なものを一つだけ与えます。
　　回りくどい言い方よりは，簡潔な言語指示を行います。
　　困難な箇所で終わらずに，自信をもったところで終わります。
　　「終わりよければすべてよし」が有効です。
・可能ならば，静かな環境での個別指導も有効です。

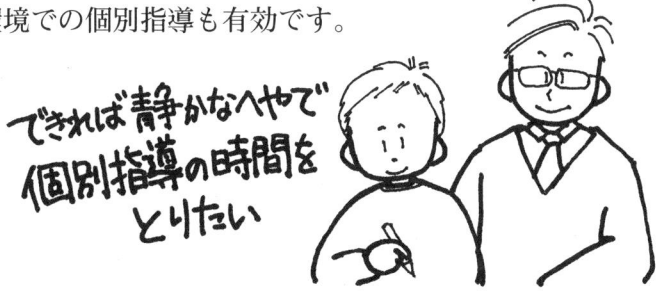

教師は，ある程度の寛容さが必要です！
　指導は困難を極めることを覚悟する必要があります。ＡＤＨＤ児は経験から学べず，結果を考えずに行動するので，その都度，新たな気持ちで根気強く諭します。
「前にも言ったでしょう，何度言ったら分かるの」は禁物です。

ＡＤＨＤ児指導のポイント
全て新しい指導法を開発する必要があるわけではない！

●●●●●●●●●●●●●●●●●●●●●

　ＡＤＨＤの子どもへの指導を考えるとき，今まであまり知られていなかったからといって，指導法も全て新しいものを考えなければならないというわけではありません。「叱るよりほめる」「できないことに注目するよりできることを見つける」等，基本的な指導法はすべての子どもに共通します。

　それに加え，ＡＤＨＤ児は，子ども自身も悩み苦しんでいることへの理解が必要です。例えば，多動に関しては，好きで動いているのではなく，自分で動きをコントロールできないのです。

　実際の指導においては，学習が遅れがちな子どもへの指導法とかなりの部分が重なるし，障害児教育のノウハウの活用もとても有効です。特に障害児教育の分野では，一人一人の障害の種類や程度・発達段階や特性等を考慮した具体的な手法が，これまでの実践に基づいて数多く蓄積されています。近隣の盲・聾・養護学校に相談してみてください。

　ＡＤＨＤ児への指導については，以下のようなものがあります。

１．集中時間を配慮する
　まずは，10～15分間の集中を目指しましょう。できれば，授業の最後には席に着かせ，皆と一緒に学習が終了したことをほめましょう。最後に席に着く時間を徐々に長くしていきます。

２．言語指示はシンプルに具体的なことばで
　注意する時は，即，その場で諭します。この時，抽象的なことば（「ちゃんとして，おりこうにして」等）は理解しにくいので，どのような態度をとればよいのかを具体的なことば（「椅子に座って手を膝に」等）で説明します。特に，くどくど言うのは止めましょう。

いすにすわって手をひざに

3．指導目標を精選する

　何から指導するのかを考えたとき，あれもこれもは止めましょう。すなわち，あれもダメこれもダメではなくまずこれからというポイント指導を行います。ただし，周りの子どもたちへ危害が及ぶことに対しては，指導を最重視します。そのような時には，教師は飛びついてでも行動を止めさせるべきです。学校には安全保持義務があります。まずは，生命・安全に関わること，社会的に許されないことに絞って指導を開始します。

4．ことばだけの指示ではなく視覚的支援も取り入れて

　ことばだけの指示では分かりにくい場合があります。視覚からの情報(「絵カード」等)も加えて提示してみましょう。

5．多動を条件付きで肯定する教示法を取り入れて

- 活動そのものを減らさないで，それを容認できる別の方向へと導きます。例えば，課題の後半は「立ってしてもよい」ことにします。
- 活動をほうびとして使います。例えば，できたことに対しては，個人的なほうびとして体を動かす活動（黒板を拭く，机の整頓，椅子を並べる等）をさせます。
- 活動的な反応を積極的に使う学習を取り入れます。話す，動く，黒板で作業をするなどです。
- 多動を肯定しますが，段階的に条件を付けていきます。例えば，教室の窓からでもかまわず出ていってしまう子がいるとします。「教室から出たらダメ」というと出ていってしまいます。そこで「出ていってもいいよ，でも入り口から出てね」「出ていってもいいよでも靴を履き替えてね」などと，まず「出ていってもいい」と肯定し，次に段階的に条件を付けていく方法です。

ＡＤＨＤ児指導上の留意点

　ＡＤＨＤの子どもたちは，自分で自分の行動を他の人に合わせようとすることが苦手です。しかし，いずれは必ずできるようになります。だから，今，何をなすべきか，いつも場面場面をとらえてきちんきちんと教えていくことが大切です。この時，「誤った学習をさせない」という視点が重要になります。私たちは往々にして，知らず知らずのうちに誤った学習を強化している場合がありますので留意しましょう。例えば，かんしゃくを起こしたら，運動場のブランコで遊ばせる等です。この場合，本人にとったら，かんしゃくを起こすとブランコで遊べることになり，ますますかんしゃくを起こしてしまいます。

　ＡＤＨＤ指導については，以下の点に留意しましょう。

1．強制は逆効果（体罰は論外！）
　　力まかせによる強制や強い叱責は，まったく逆効果です。重要なのは，どれだけ自分で自分をコントロールすることができるかです。したがって，ねばり強く，正しい行動を教え，少しでもできたら，ほめて自信をつけさせましょう。少しずつしか改善できないでしょうが，このような「できた！」という達成感を積み上げていく長期の持続的な指導こそが必要なのです。

2．衝動的な行動に巻き込まれない
　　子どもの衝動的な行動は，教師をいらだたせます。行動にいちいち反応しないように，あらかじめどう対処するか考えておきましょう。対応について自分自身でイメージトレーニングしておくのも有効です。特に，語りかけるときは，低い声で，「はい」「いいえ」「それで」とたんたんとした言い方で行い，取り合わないようにします。そうすると，子どもの興奮は収まってきます。教師自身も一緒に興奮して怒らないことです。

理解のために

3．一貫性のある指導をする
　当たり前のことですが，よいことをすればよいことが起こる，悪いことをすれば悪いことが起こる，ということが基本となります。大切なのは，指導に一貫性があることです。

【誤りやすい教師の行動例】
・悪いことをしたら，良いことが起こる。
　　子どもがかんしゃくを起こして物を投げたら，教師が拾ってあげた。
・良いことをしたのに，悪いことが起こる。
　　課題を完成させると，すぐまた次の課題を渡された。
・何をしても，悪いことが起こる。
　　子どもはせっかく出来たのに，教師からは，あれも問題，これも問題と言われる。厳しくしつける教師がさらに問題行動の項目を増やしていく。

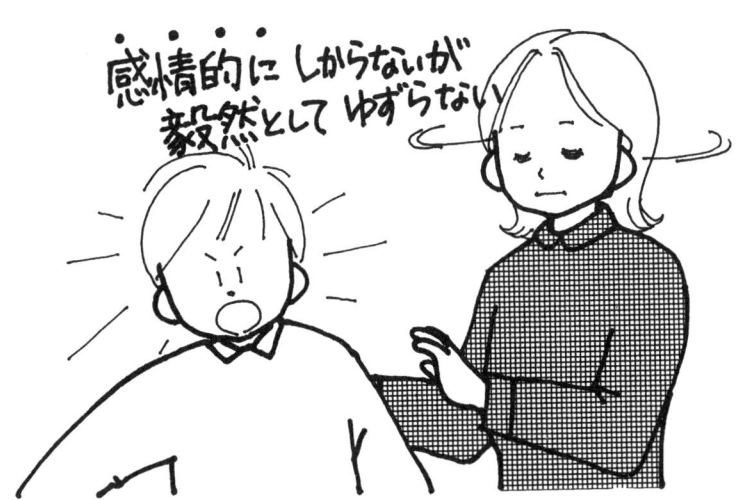

※教師の心の安定のために
　「この子の行動は，障害のために起こる行動であり，教師に反抗している訳ではない」ということを，十分に納得しておくこと。「叱責できない」ということではなく，「叱らないけど，譲らない」という姿勢で接すること。

学級での支援のポイント
―行動を変えるために，担任がすぐにできる支援の例―

● ● ● ● ● ● ● ● ● ● ● ● ● ● ● ● ● ● ● ●

体罰をしない ……… 一番重要な支援は，たたかないこと

教師の体罰は法により禁止されています。法を持ち出すまでもなく，たたいての指導はまったく逆効果です。そのような指導は行われていないと思いますが，あえて最初に上げさせてもらいました。

※体罰を避けるために，次のことを考えてください。
　うまくいかないのは，「目標が間違っている」または「方法が間違っている」のどちらかです。自分の間違いを認める勇気が必要です。子どもの側に原因を求めないことです。
　もし，手が上がりそうになったら，その時，目の前の子どもを，「人間」ではなく「命」と思ってください。その一瞬で，平静に戻れます。教育は，教師がいかに正しいことを言っても，それを受ける子どもが愛として感じなければ何の効果もありません。

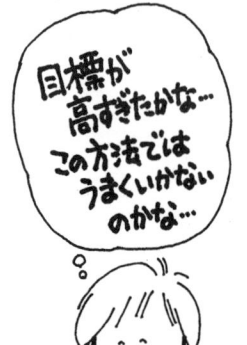

※自分が変われば相手も変わる。
　教師自身が変わらなければ，子どもも変わりません。自分が変わることによって，子どもの行動が変わっていくのです。良くも悪くも原因は自分にあると考えてみてください。担任のADHD児に対する態度を，周りの子どもたちは見ています。その態度をまねてもいるのです。学級経営がうまくいかないのは，担任のADHD児に対する態度が原因かも知れません。

たくさんほめる ……… よいところを探す

何もほめるところがないのではなく，教師が探せないだけなのです。注意することが何もない日があったら，そのことをほめましょう。また，できるだけ成功体験を味わえるように，活動場面を仕組みましょう。

理解のために

| 指示の出し方の工夫 | ………… | 具体的に短く
視覚的な補助手段等を取り入れて |

　見通しがたち，意欲が出ることばかけになるように留意しましょう。

・具体的な指示に
「ちょっとまってね」→「時計の針が○○に来るまで待ってね」

・具体的な目標に
「あと少し，がんばれ」→「赤い線のあるところまで，2回できたら終わりだよ」

| 無条件で子どもの応援者に | ………… | 「大好きだよ」と常にサインを送る
うまくいった時は一緒に喜ぶ |

　子どもたちが，周りから大切にされている自己の存在を認識し，自尊感情を持ちながら生きていけることが重要なのです。その意味でも，教師の関わりの意味は大きいと思います。自己に対して良いイメージを持ち，自分が価値ある人間と思え，向上しようとする気持ちを持たせることが，支援の大きなポイントになります。

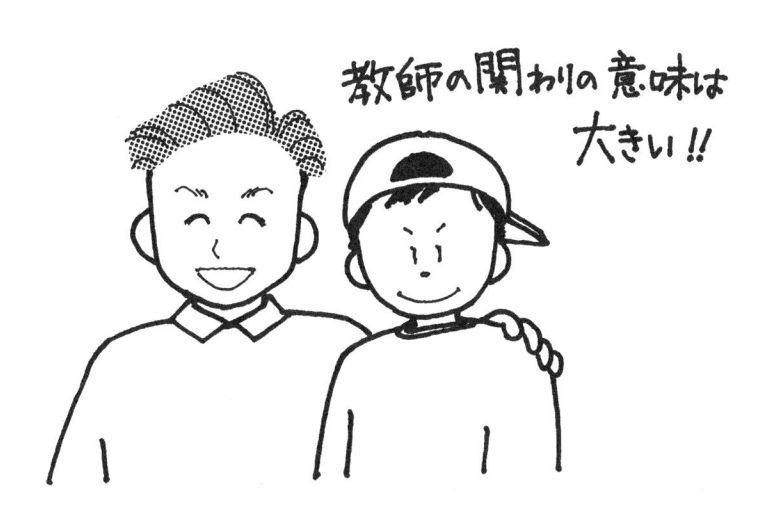

教師の関わりの意味は大きい！！

いじめの対象となりやすいＡＤＨＤ児

　ＡＤＨＤ児は，人との接し方や態度が他の子どもとは少し違うので，いじめの対象となる可能性があります。このことに担任は十分に留意しておいてください。特に，多動を伴わないＡＤＨＤ児にもその可能性があります。

> **【いじめられ不登校になったＡＤＨＤ児の例】**
> 　忘れ物が多い子に対して，担任が「忘れんぼ大将」とあだなを付けました。その子は努力はするのですが，やはり忘れ物が多いのです。学級のみんなから「忘れんぼ大将」と言われ続け，ついには不登校になってしまいました。

　まず教師は，子どもをプラスイメージで多角的に見る必要があります。できないことよりもできることを探してみてください。それが上記の例のような何気ないひと言を防ぐことになります。「いじめ」を予防する学級経営の中で，次のことはすぐにできます。

> ・一人一役全員参加で
> 　みんなに出番があり，何らかの場で活動のリーダーになるようにする。
> 　一人一人が自分のやりがいをもっている。
> ・五分間，心を開く楽しいメニューを
> 　体ごと心を開放する時間を設けてみる。
> 　朝の５分間に，歌や踊り，クイズ等を行い，学級全体でリラックスする。

　これらは，ＡＤＨＤ児にもクイズ係などで出番があります。授業も含め，自分の出番があることから自尊感情が育っていきます。

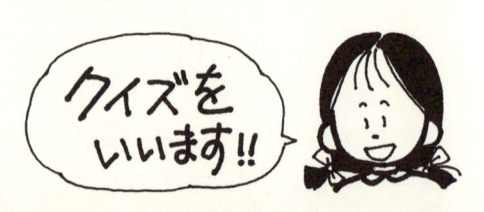

　　　　　　　　　　　　　　クイズをいいます！！

> 　いじめられている子は，通常，教師はもちろんのこと保護者にも訴えません。いじめられている自分について話すことは，自分がより惨めになるからです。自分自身にプライドがあるのです。いじめられている子に対しては，「自分はだめな人間だ」と思わせないように，早急に自尊感情を取り戻してやることが必要です。

理解のために

校内指導体制を確立する

　特に多動・衝動性タイプのＡＤＨＤ児には，学校全体で組織として対応する必要があります。ＡＤＨＤ児への対応を考えたとき，「学級王国」ということばは死語に近いのです。管理職は担任ばかりを責めないでください。管理職のリーダーシップのもとに，学校全体としての指導体制を確立してください。ＡＤＨＤ児が良くなるのも悪くなるのも，学校長の経営方針次第なのです。

１．通級指導教室を活用する

　多くのＡＤＨＤ児が通級指導教室に通っています。週数時間ではありますが，確実に成果が上がっています。このような個別の落ち着いた指導の時間が有効なのです。

　もし可能ならば，養護学級とは別に，学校長裁量の範囲で「特別支援教育用の教室」を開設してみてください。そこでの，週数時間の個別指導も有効です。

２．養護教諭を活用する

　ＡＤＨＤ児はいじめの対象になったり，逆にいじめの加害者になったりします。そのことで他の保護者から抗議があったりします。学級懇談会でＡＤＨＤ児の保護者自身が説明することもあるでしょう。しかし，この時，養護教諭からＡＤＨＤの特性等について説明してもらうことをおすすめします。学級担任よりも養護教諭からの説明の方が，他の保護者も素直に聴いてくれます。この時，服薬等の子どものプライバシーには十分留意してください。

・教育相談を利用して

　ＡＤＨＤ児の指導法については，まだ確立されていません。しかし，障害児教育で行われている指導技法のいくつかは有効だと思われます。特に肢体不自由養護学校では，ＬＤ児指導法についての知識が，25年以上前からあります。近隣の盲・聾・養護学校の教育相談部の利用も考えてみましょう。そこには，個別知能検査用具等が揃っています。それでも難しい事例は各地の教育センターへ相談してみてください。

保護者との連携

　先生方は，子どもの状態を見て保護者を責めていませんか。多くの保護者は，学校との対応に疲れています。保護者は，子どもに障害があるのではないかとの疑いに混乱し，冷静に対処できる状態ではなくなっています。子どもを責めたり，自分の育て方が間違っていたのではと思い悩んでいます。それを見て，子どもはますます傷つき，家庭は安心できる場所ではなくなっていきます。何よりも，まず，保護者が落ち着きを取り戻すことが先決です。保護者の気持ちの安定が，子どもの行動改善には不可欠なのです。教師は，苦しんでいる保護者の気持ちを完全には理解することはできませんが，理解しようと努力することはできます。その姿勢の中から，一緒に同じ目的に向かって歩んでいこうとする心の交流ができていきます。今日からは，保護者を責めることを止めてください。学校への信頼をなくしている保護者には，家庭との連絡帳に，その子のよいことだけを書き続けてください。その中から，保護者は学校への信頼を取り戻していくのです。

　私たちが，普段，教育相談の面接場面でお話しさせて貰っていることを以下に紹介します。保護者面談での参考にしてください。保護者自身が変わらないと，子どもは変わらないのですから‥‥。

1．自分を責めないで

　親の育て方が悪いのではありません。脳の働きに一部弱いところがあるのです。子どもに合わせた方法で育てていきましょう。対応さえ間違わなければ，独り立ちできる大人になっていきます。

2．原因を追求しないで

　胎児の頃までさかのぼって原因を追及しても，それが今さら何になりますか。まして，本当の原因は医学でもまだ解明されていないのですから。大切なのは，これからのことです。時間の無駄遣いはやめましょう。明日のこと，そして，この子の未来について考えていきましょう。

3．よいところを再確認して

　子どものよいところをいっぱい書き出してみてください。それを家族みんなが見えるところに貼ってください。冷蔵庫のドアやトイレの中に貼るのです。もちろん本人も見ています。そこから親子関係が修復していきます。

> 　ＡＤＨＤ児は，確かに問題行動は多いのですが，他の子どもにはないすばらしいものを持っています。自分の熱中できるものに出合ったときは，他の子どもよりもはるかに集中して取り組みます。また，直感力に優れていたり，発想の豊かさなどがあります。よく観察してみてください。

4．たくさんほめる

　これからは，叱って育てるよりも，ほめて育てるようにしましょう。うまくできたことを一緒に喜びましょう。絶対にたたかないでください。「ばか」「あほ」「だめな子ね」等のことばも禁物です。

5．医学的な確認も必要です

　多動の場合，難聴のために指示が聞こえていなかったり，遠視であったりする場合があります。これらの確認も必要です。できれば，ＡＤＨＤに詳しい医師への受診をおすすめします。（保護者は，当初，児童精神科や小児神経科ということばには，抵抗を示される場合が多いです。大学病院の発達障害外来ならば，ということも多いようです。まずは，保護者との信頼関係を築きましょう。それができていないと，受診をすすめてもうまくいきません。）

> 　保護者は，自分の子どもは他の子とは違う，というのは分かっています。しかし，「いつかは治る」と思いながら過ごしてきています。適正な対応がなされないまま時間がどんどん過ぎ，手遅れの状態に近づいていきます。まずは，この子には特別な支援が必要である，ということを素直に認めてもらうことから始めてください。

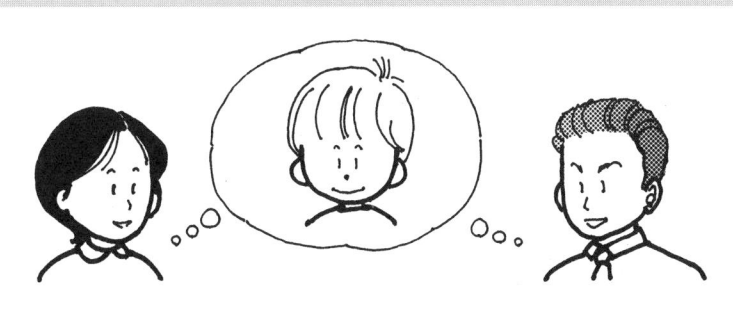

医療との連携（薬物療法）

　ＡＤＨＤ児の中には，行動面の問題が著しく，生活や学習にひどい支障をきたしていることがあります。このような状態の場合には，教育的対応だけでなく，医療との連携を考える必要があります。

　医師が多動に効く薬を処方したとき，教師は基本的に以下のように考えて欲しいと思います。

・子どもの中にあるいいものを引き出すために薬が用いられている。
・服用時に落ち着いている自分を認識させ，その時，できることを増やしていく。

　すなわち，単に静かにさせるためだけでは意味がないのです。また，薬の効果は一時的なもので根本的解決ではありません。したがって，薬の効果が現れている時間にこそ治療教育的対応を積極的に行う必要があります。

　なお，薬の服用については，当然ですが医師が決定するものです。教師は「薬を飲ませてください」などと軽々しい発言は避けるべきです。

※商品名「リタリン」について

> 　「リタリン」はＡＤＨＤ児の多動に対してよく処方される中枢刺激剤です。かなりの（一説には70～90％）のＡＤＨＤ児に効用があると言われています。学校でみられる効果としては「注意集中，衝動性のコントロール，課題にのるようになる，順応性の増加，書字の改善」です。副作用としては「食欲低下，情緒的反応の減少，不眠，チック，唇をなめたり指遊びをすることが増える」ですが，現時点では心配ないと思われています。アメリカでは130万人以上の子どもたちが服用していると報じられています。しかし，「リタリン」は覚醒剤類似の薬物です。アメリカではクリントン前大統領のヒラリー夫人らが中心になり，子どもたちへの乱用に反対するキャンペーンが行われたことがありました。したがって，日本では，医師の処方は慎重に行われています。

いつでも相談してください

理解のために

バランスのとれた食生活を

　ＡＤＨＤ児の行動は，脳の働きの弱さからくるものです。脳の働きを活性化させる方法に薬物療法がありますが，その前に，食事の問題も考えておいた方がよいでしょう。

　まず，脳を働かせるためには，いろいろな栄養素が必要です。しかし，脳は栄養素を貯めておくことができないので，バランスのとれた規則正しい食生活が大切です。特に脳の抑制系統に深く関与しているのが，セロトニンという神経伝達物質と言われています。そのため，セロトニンの素となる栄養素を含んだ食べ物を意識して摂らせるようにしましょう。朝食抜きなどはもっての外です。

セロトニンの素になる栄養素とそれを含む食品例

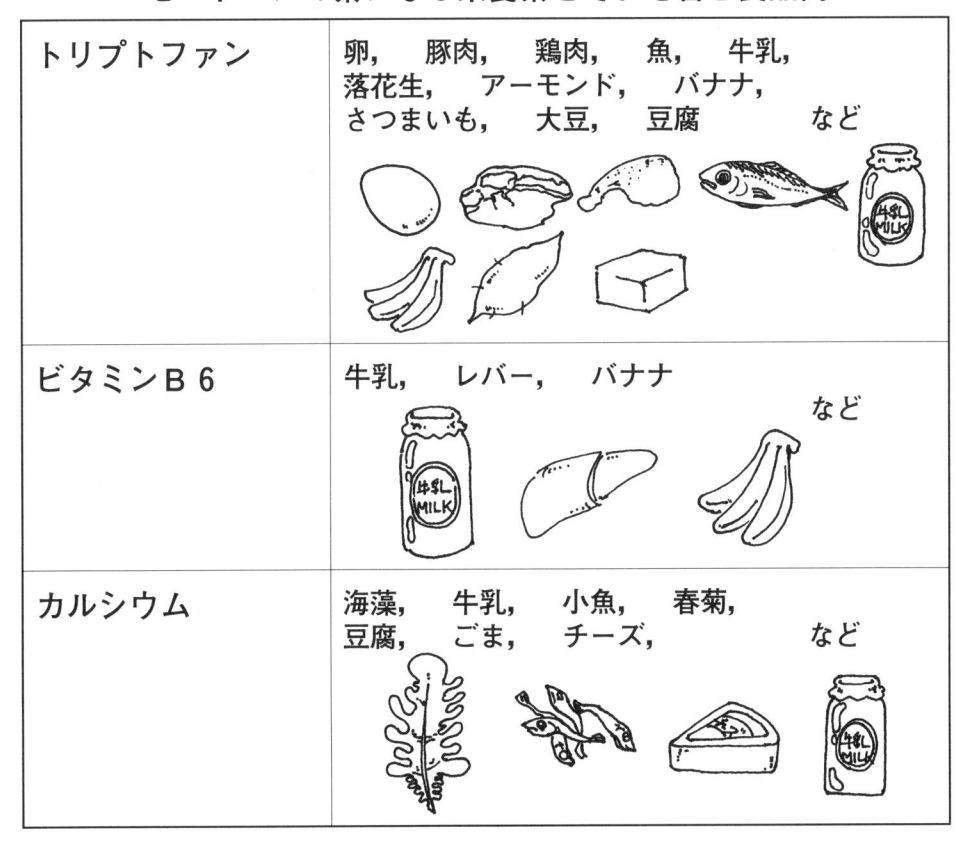

トリプトファン	卵，　豚肉，　鶏肉，　魚，　牛乳，落花生，　アーモンド，　バナナ，さつまいも，　大豆，　豆腐　　　　など
ビタミンＢ６	牛乳，　レバー，　バナナ　　　　　　　　　　　　　　　　　など
カルシウム	海藻，　牛乳，　小魚，　春菊，豆腐，　ごま，　チーズ，　　　　　　　　など

※セロトニンの材料となる３つの栄養素をバランスよく含んでいるのは牛乳です。

低学年で多動が激しかったＡＤＨＤ児も，高学年になるにつれて，徐々に落ち着いてくる場合が多くみられます。ＡＤＨＤ児の行動改善には「脳の成長を待つ」という視点もいるようです。このことから考えると，脳の成長によくないといわれている食物は，極力，避けた方がよいでしょう。

※スナック菓子，加工食品，清涼飲料水の過剰摂取は脳の成長を妨げると考えられています。（カルシウムの吸収を阻害するリンが過剰に摂取される可能性があることや，脳の成長を促進させる亜鉛が不足するからです）

　夜よく眠れないときに一杯の牛乳で眠れた，という話を聞いたことはありませんか？　これは，牛乳によってセロトニンの分泌が促進され，脳の興奮を静めてくれたからなのです。

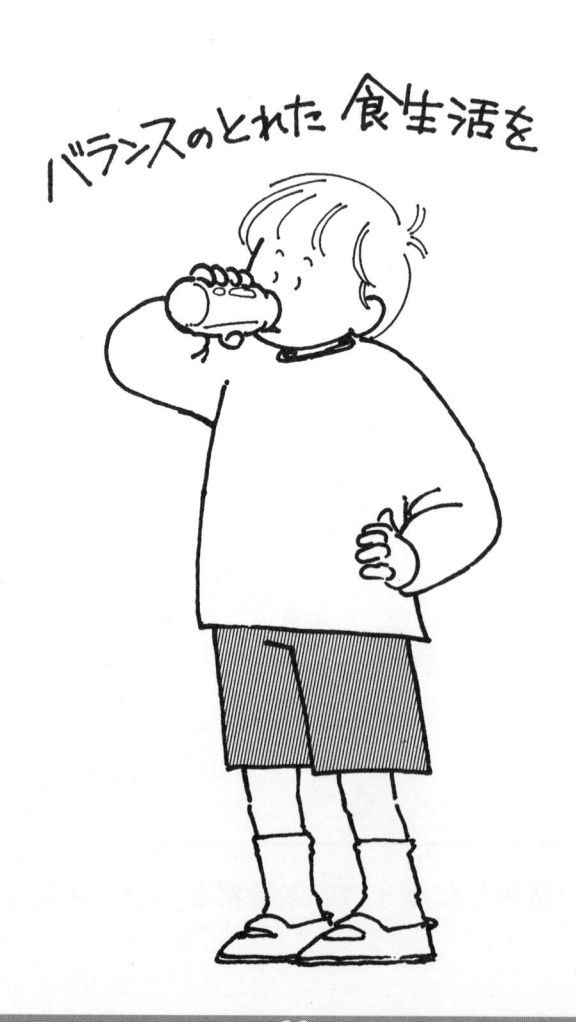

対応を考える

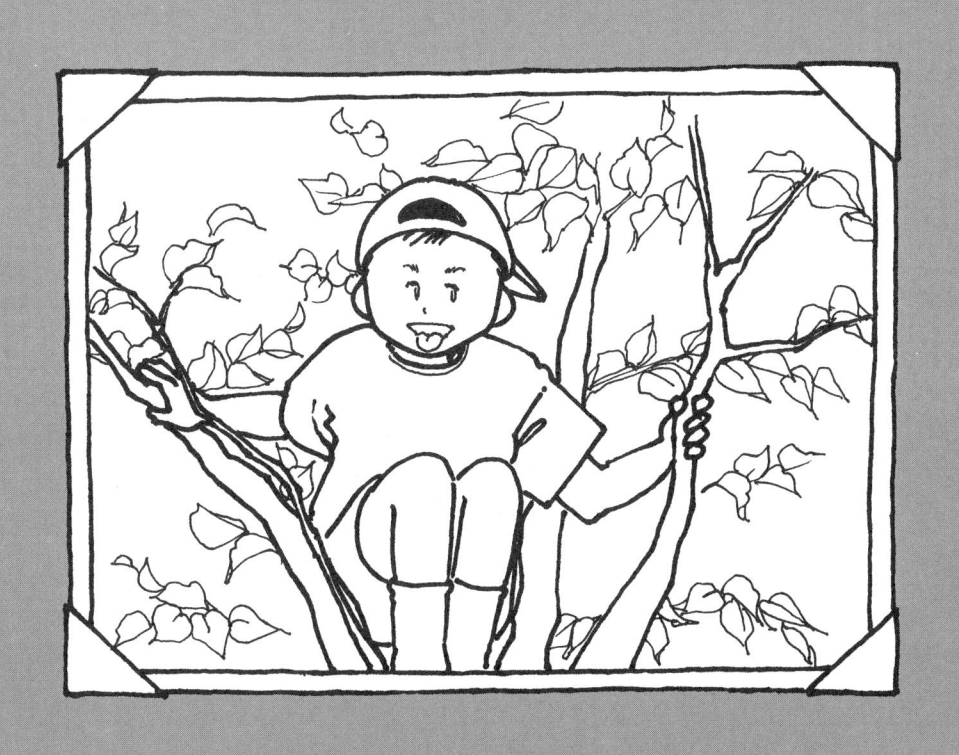

対応を考える

こんな様子が見られませんか？

	具体的な様子	対応の頁
不注意	ぼんやりと空想にふける	45
	指示や話を聞いていないように見える	46
	作業や課題を仕上げられない	48
	すべきことの優先順位がわからない	50
	宿題の提出を忘れる	51
	忘れ物が多い	52
	物をなくす	54
	毎日の日課を覚えられない	56
	筆記式のテストに取り組めない	58
	整理整頓ができない	59
多動	過剰な動き	60
	過剰なおしゃべり	63
衝動性	出し抜けに答える・話題を急に変える	65
	考えなしに行動する	66
	順番を待てない	68
	じゃまをする	69
	興奮しやすい	70
その他	場面や状況の変化に適応するのがむずかしい	72
	興味の偏り・こだわり	74
	時間の感覚がつかめない	76
	不器用	77
	体の動きがぎこちない	78

＊具体的な様子を，不注意・多動・衝動性と分けてはいますが，実際は重なり合っており，分類しにくいことが多いです。

よく使われる技法

　これから，対応についてのヒントを紹介していきますが，これらは，これまで蓄積されてきた障害児教育のノウハウを基底にしています。その中で，特によく利用される四つの技法（考え方）について最初に説明いたします。これらを応用して指導法を工夫してみてください。

1.「図」の強調　（「図」と「地」の関係で）
　　図とは・・・現在自分にとって一番必要で重要な刺激
　　地とは・・・意識の外において無視していい刺激

　例えば，教師が，体育館への教室移動の指示を学級全員に行ったとき，ＬＤ児やＡＤＨＤ児はうまく聞き取れない場合があります。そのような子どもは，自分に指示されているとの認識が弱かったり，何を指示されているのかが分からないのです。したがって，このときは，個別に再度指示したり，体育館の写真または絵カードを一緒に提示すると理解しやすくなります。
　このように，「体育館へ移動する（「図」）」ということを，他の周りの刺激（「地」）から抜き出せるように工夫します。いかに「図」を強調するかが工夫のしどころです。
　なお，子どもが刺激を受けとめるとき，視覚系が優位な子や，聴覚系が優位な子がいますので，配慮が必要です。

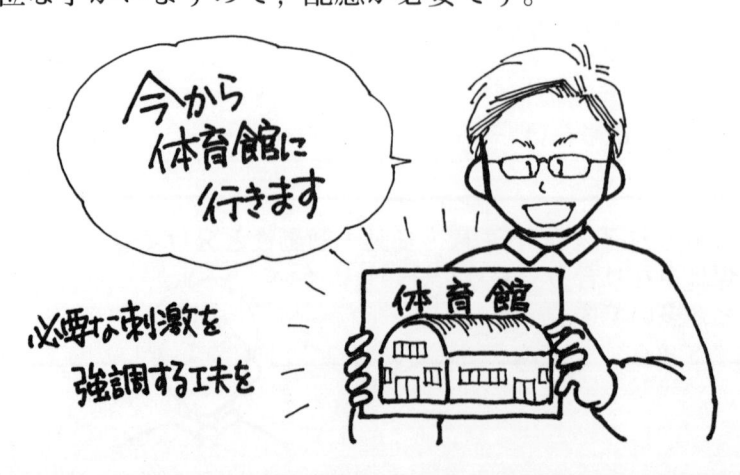

対応を考える

2．背向型の原理

スモールステップで学習を組んでいくとき，通常は，手順の一番最初から徐々にできるように積み上げていくと考えますが，「背向型の原理」は，これとは逆の発想です。

学習の配列を考えるとき，やさしいのは目標に近い方であり，目標から遠ざかるほど難しいと考えます。すなわち，目標に近い手順から開始し，徐々に最初の手順に戻っていくという配列の仕方です。

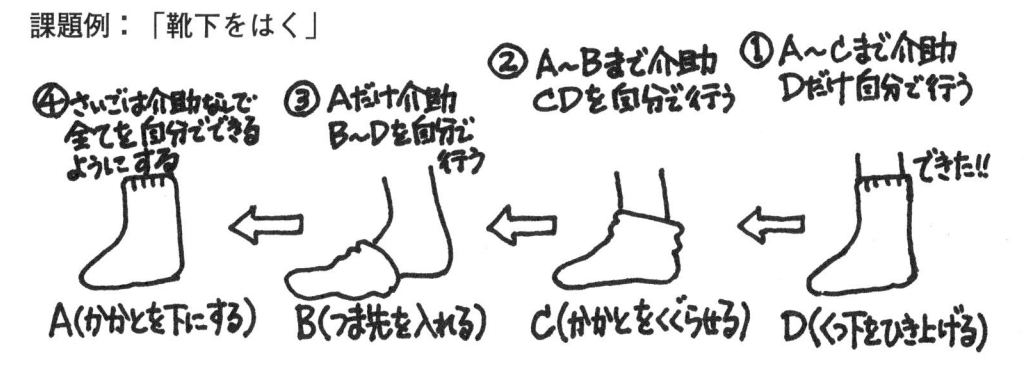

課題例：「靴下をはく」

④さいごは介助なしで全てを自分でできるようにする ← ③Aだけ介助 B～Dを自分で行う ← ②A～Bまで介助 CDを自分で行う ← ①A～Cまで介助 Dだけ自分で行う できた!!

A(かかとを下にする) B(つま先を入れる) C(かかとをくぐらせる) D(くつ下をひきあげる)

「背向型の原理」を応用し，学習内容を次のように配列する方法もあります。まず，目標となる行動を，教師がいろいろな手だてや介助を行うことにより，その子ができるように設定します（「できる状況作り」）。そこから，介助を徐々に減らしていくステップで学習内容を組み，最終的には一人でできるようにします。

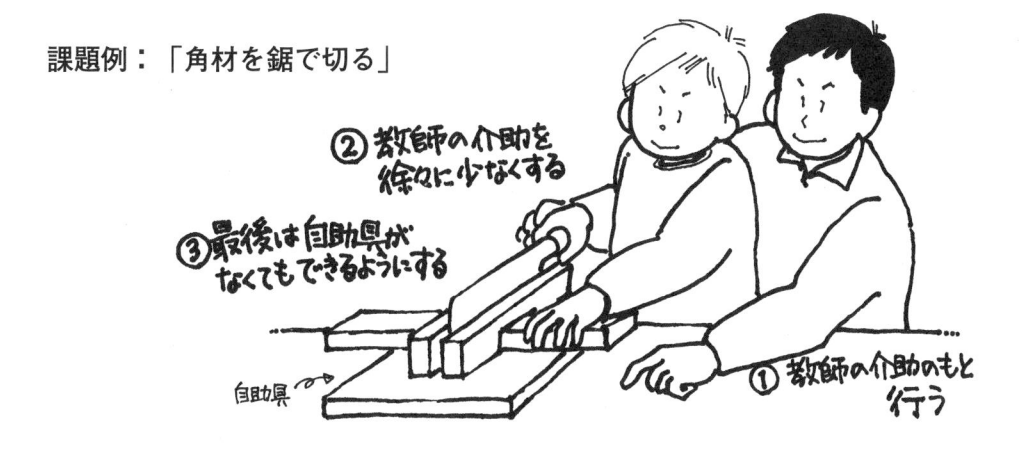

課題例：「角材を鋸で切る」

②教師の介助を徐々に少なくする
③最後は自助具がなくてもできるようにする
自助具
①教師の介助のもと行う

「背向型の原理」では，子どもは常に成功で終わることとなり，いつも「できたね」とほめられることになります。

3．継続的接近の原理

　プログラム学習のスモールステップの原理とも共通していますが，ある目的行動に達するには，その目的行動に似た行動を徐々に学習させていけば，やがて到達できるということです。

　子どもが現在できている行動から指導を開始していき，少しずつ目的行動の獲得に近づけていきます。このとき，ステップに分けたときの行動の部分が徐々に目的行動に似てくるというやり方です。

課題例：「給食で牛乳が飲めない子が，飲めるようになる」

　　　今，飲むことができるココアやコーヒーに牛乳をほんの少し混ぜる。混ぜる牛乳の割合を徐々に多くしていくというステップで指導を続け，最後は牛乳だけにしてしまう。

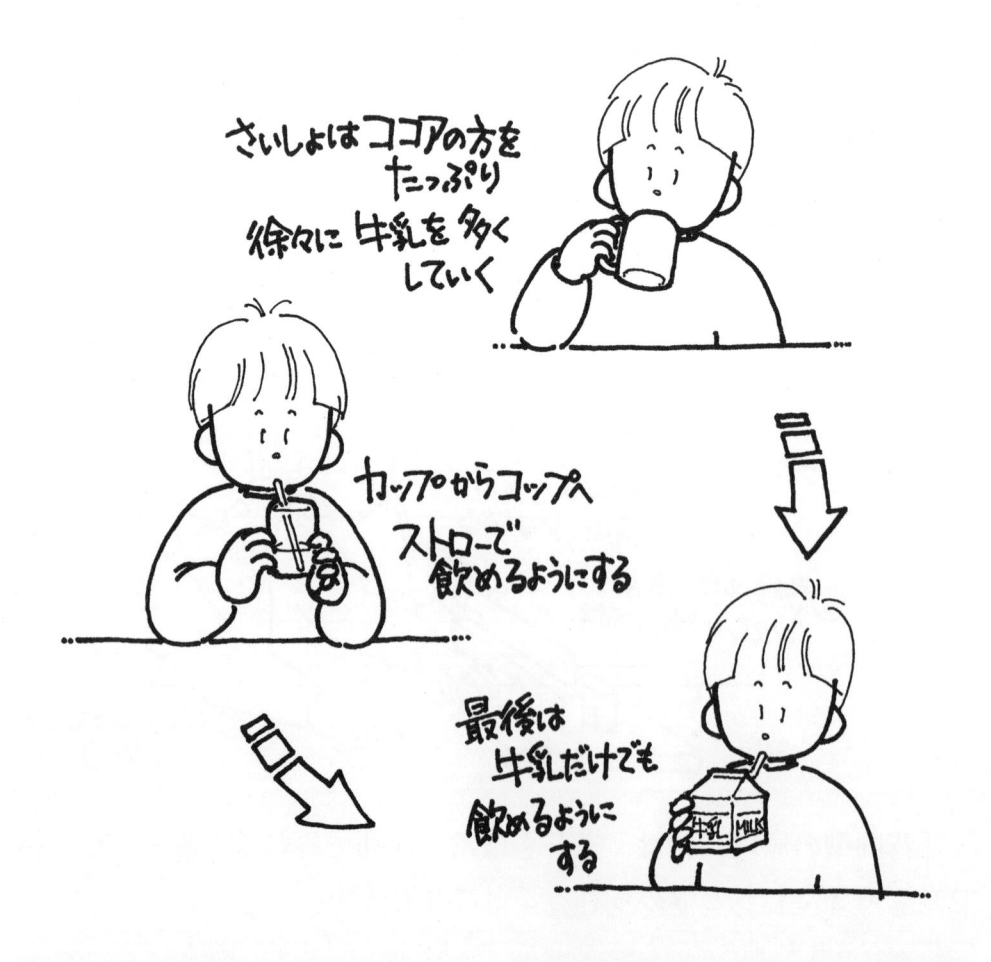

さいしょはココアの方をたっぷり
徐々に牛乳を多くしていく

カップからコップへストローで飲めるようにする

最後は牛乳だけでも飲めるようにする

対応を考える

4．「行動の原則」の活用

下記の「行動の原則」を応用して指導法を工夫してみてください。

① 陽性強化の原理
　　ある行動の結果が快ならば，その行動は増えていく。
　　（快の増加 → その行動が増加）

② 罰の原理
　　ある行動の結果が不快ならば，その行動は減少していく。
　　（不快の増加 → その行動が減少）

③ 消去の原理
　　ある行動を起こしても，結果として何の変化も起きない時，その行動は減少していく。
　　（快の消去 → その行動が減少）

④ 陰性強化の原理
　　ある行動を行うことにより不快な結果が避けられる場合，その行動は増えていく。
　　（不快の消失 → その行動が増加）

〈誤りやすい例〉「行動の原則」にあてはめて考えてみましょう

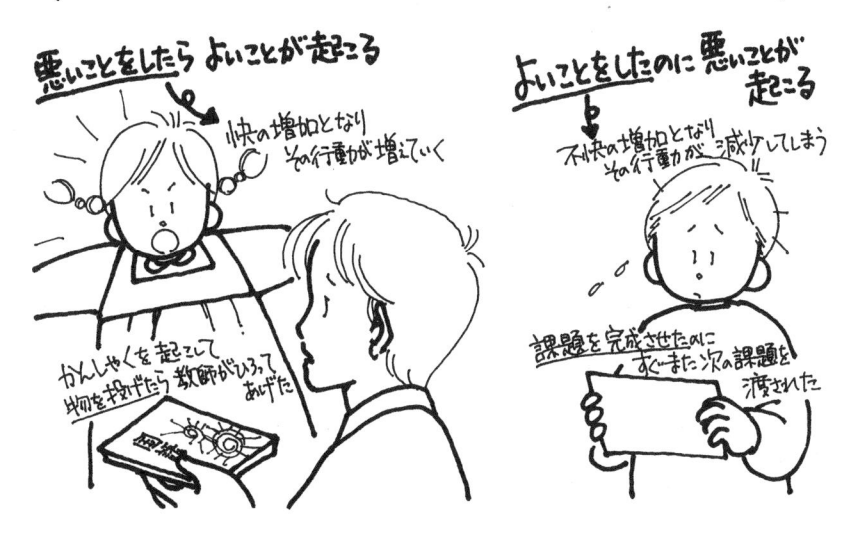

悪いことをしたら よいことが起こる
→ 快の増加となり その行動が増えていく
かんしゃくを起こして物を投げたら教師がひろってあげた

よいことをしたのに 悪いことが起こる
→ 不快の増加となり その行動が減少してしまう
課題を完成させたのにすぐまた次の課題を渡された

ADHD児に対する特別な支援は，学級の他の子どもたちにひいきしていると思われないような配慮が必要です。
　また，他の保護者にも，一人だけ特別な指導を行っていると誤解されないように，きちんと説明し納得していただくことも必要です。
　それにもまして，一番重要なのは管理職の姿勢です。管理職の先生方は，担任の指導方針を十分に理解し，担任を支援してください。

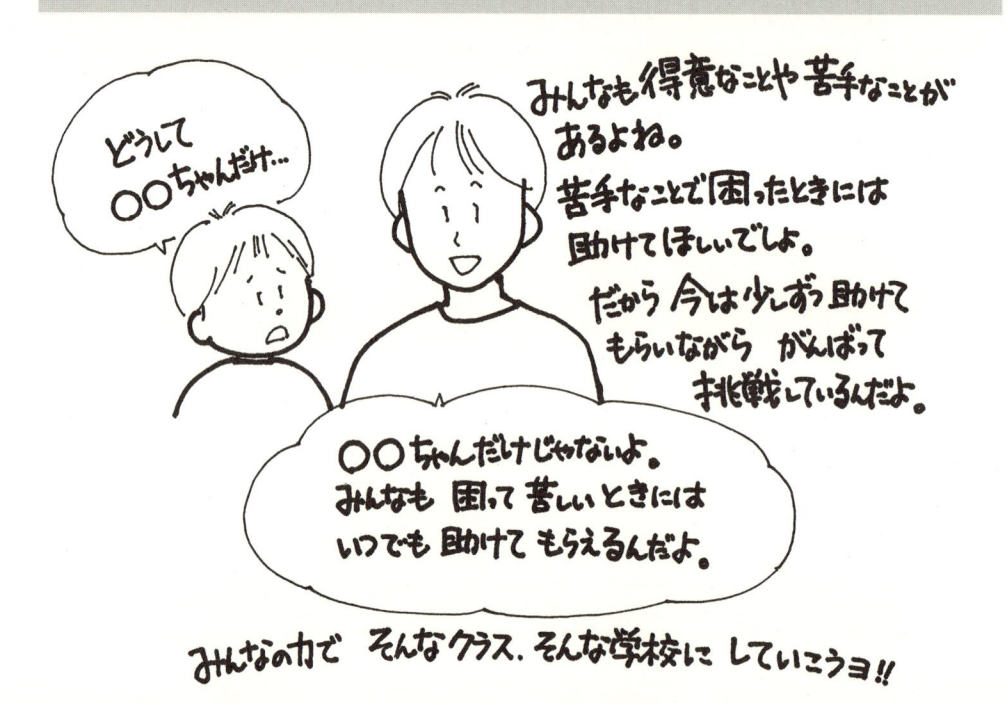

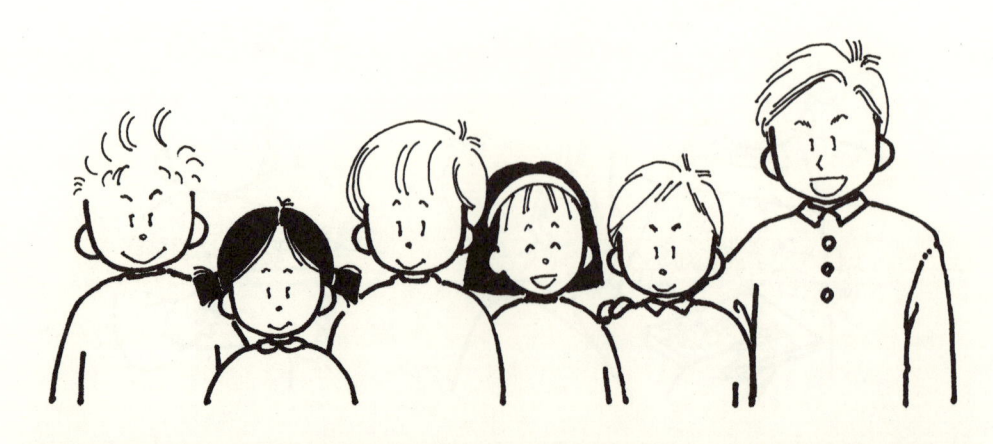

どうして〇〇ちゃんだけ…

みんなも得意なことや苦手なことがあるよね。
苦手なことで困ったときには助けてほしいでしょ。
だから今は少しずつ助けてもらいながら がんばって挑戦しているんだよ。

〇〇ちゃんだけじゃないよ。
みんなも困って苦しいときにはいつでも助けてもらえるんだよ。

みんなの力で そんなクラス，そんな学校にしていこうヨ!!

対応を考える

ぼんやりと空想にふける

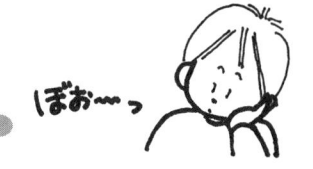

授業中にぼんやりと宙を見たりして、教師の話を聞いていないようなときがある。

　注意の持続が短いために、意識的にひとつのことに集中するよりも、つい自分の好きな空想にふけってしまいます。このタイプの子どもは、**多動性や衝動性がなければ、見落とされる場合が多い**ようです。このようなタイプの子どもがいることを認識しておきましょう。
　指導にあたっては、**視覚的・聴覚的・触覚的な補助手段**を取り入れて、注意の集中を促す工夫が必要です。

　教室内での座席を担任のそばにする。教師は意図的に名前を呼んだり、肩に手をかけたりして、意識を教師や学習の方に向ける。

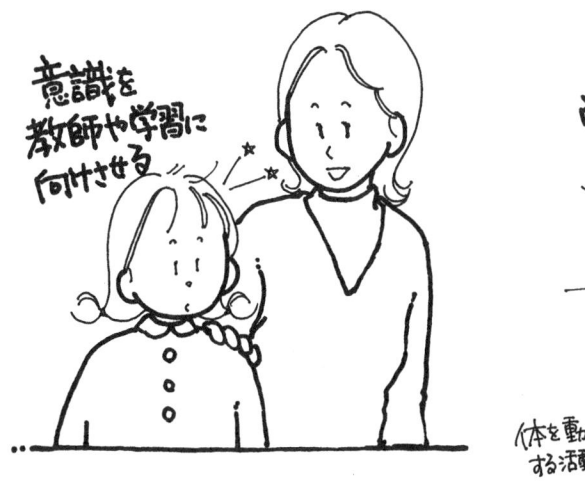

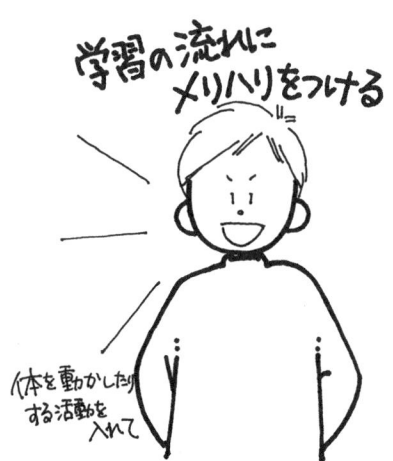

| 学習時間中に、体を動かす活動や、大きな声を出したり歌ったりする活動を加える。 | 口頭による指示だけではなく、絵や写真等の目からの情報を用いて、内容の理解を助ける。 |

指示や話を聞いていないように見える

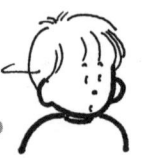

> 担任が，学級全体，あるいは子ども自身に話しかけているにも関わらず，担任に注意を向けることがむずかしい。
> 言われたことを理解しているかどうかが，話し手に伝わりにくい。

指示とは関係のない周囲の物や音（刺激）に注意が向いているのです。**自分自身に指示されていることを強く印象づける必要があります。**子どもの注意が向けられたら，視覚的，触覚的な補助手段を使って内容の理解を助けましょう。

> 教室全体に話しかけるときは，子どもの近くに行って，その肩に手をかけながら話す。どうしてもそばに近寄れないときは，視線を合わせながら話す。

> 子どもと一対一で話すときには，子どもの目の高さに合わせて，目を見て話す。

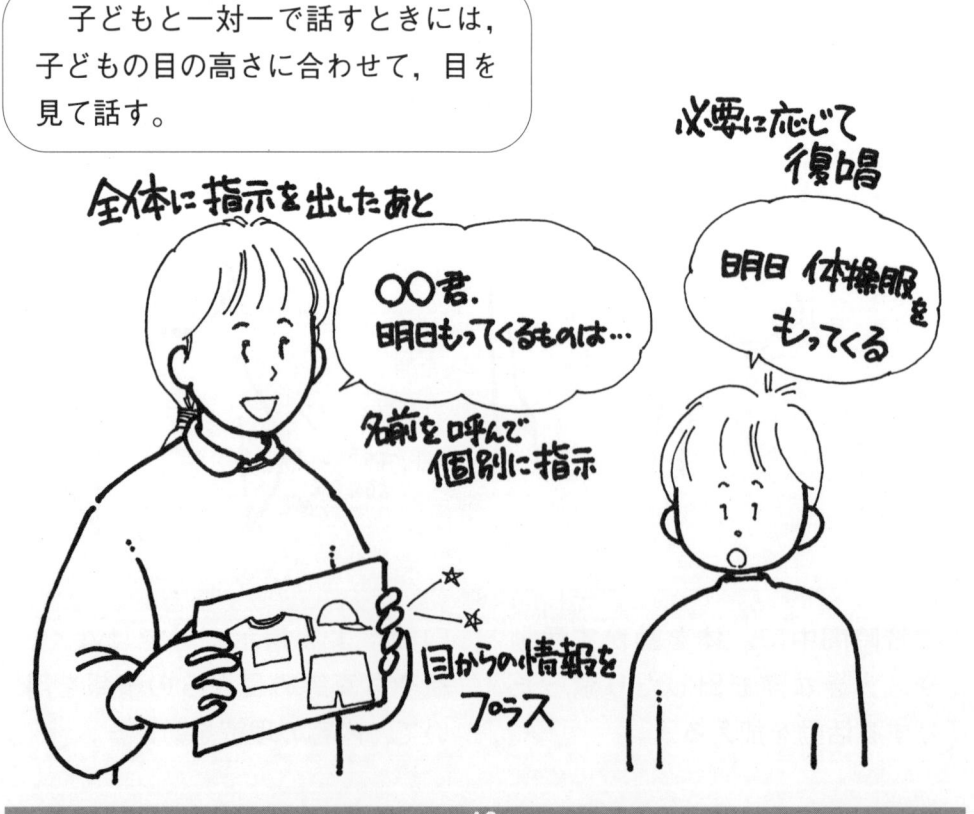

全体に指示を出したあと
「〇〇君，明日もってくるものは…」
名前を呼んで個別に指示
目からの情報をプラス

必要に応じて復唱
「明日 体操服をもってくる」

対応を考える

- 全体に指示を出した後，もう一度個人的に指示を出す。必要に応じて指示を復唱させる

- 指示を出すときは，必要に応じて絵カード等の視覚的な手がかりを用いる。

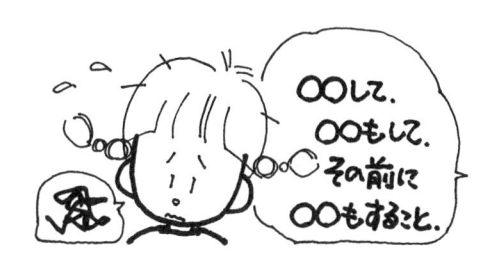

- 指示は具体的なことばで，短く簡潔にまとめる。くどくど言ったり，一度に多くの指示を出したりすることは混乱を招く。

言われたことを理解したかどうかを話し手に伝えられるようになることはとても大切です

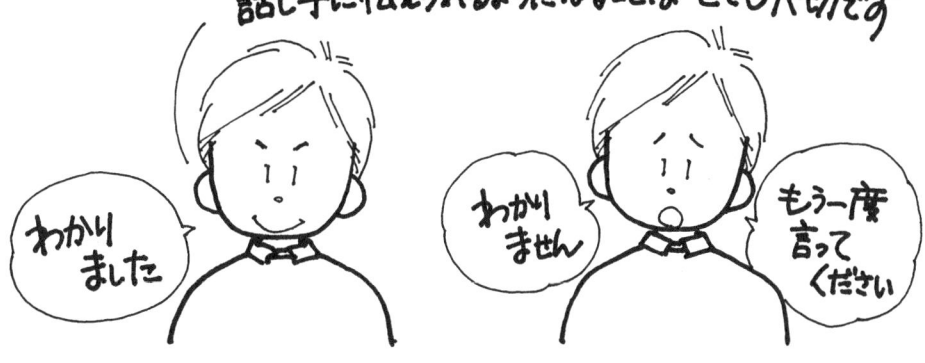

- 指示された内容が理解できたことを表す方法を知らせ，くり返しの練習で習慣化させる。
  例：わかったとき→うなずく，「わかりました」と言う
  　　わからなかったとき→「わかりません」「もう一度言ってください」と言う　等

- 子どもが指示をよく聞いて行動できたときは，「先生が言ったことをよく聞いて行動できたね」と具体的にほめる。「よくできました」だけでは子どもには何がよかったのか伝わらない。

作業や課題を仕上げられない

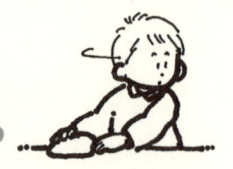

> 作業や課題への取りかかりが遅かったり，いざ取りかかっても最後まで仕上げないうちに他のことを始めてしまったりして，すべきことを完成させることができない。

　外部からの刺激にすぐに反応するため，目の前にあるひとつのことに集中することが困難になりがちです。「最後まできちんと仕上げなさい」といったことばかけだけでは，なかなか改善されません。指導にあたっては，**集中できる環境作りや，短い注意集中でも達成可能な量の作業や課題にする**といった工夫が大切です。

　　教室では，窓側の席を避けて，担任の近くに座席を取るようにする。窓のそばは外からの音が刺激となって入ってくるので，子どもの注意が移りやすくなる。
　　担任のすぐそばに座らせることで，注意が他のものに移ったときに子どもの体に触れるなどして静かに注意を喚起できる。

　　音や掲示物等の外からの刺激を可能な限り取り除いた環境を用意する。

　　注意集中が途切れたときは，無理に作業に戻らせるのではなく，「5分」等の時間を決めて自由にさせることも大切。

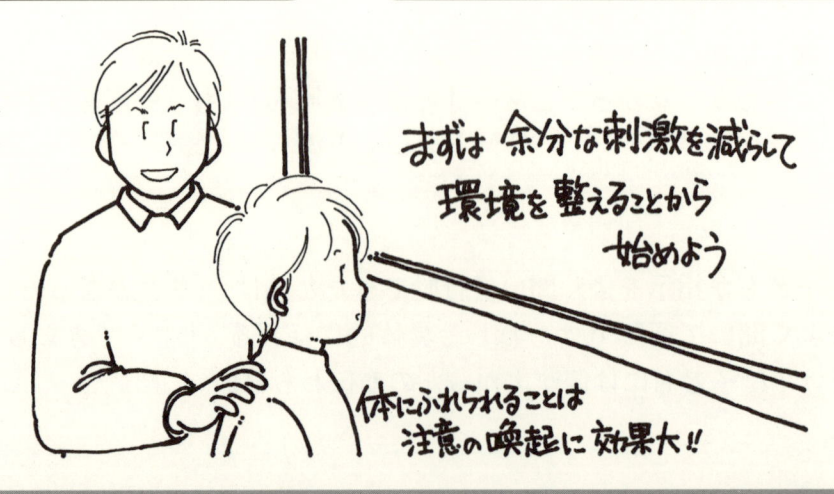

まずは余分な刺激を減らして環境を整えることから始めよう

体にふれられることは注意の喚起に効果大!!

対応を考える

- 作業や課題は小さなまとまりに分ける。子どもが「できる」と見通しを立てられる量にしぼる。

- 始めから手順の多い作業に取りかからせるのではなく、手順が少なくて単純なものから始めて徐々に慣れさせていく。

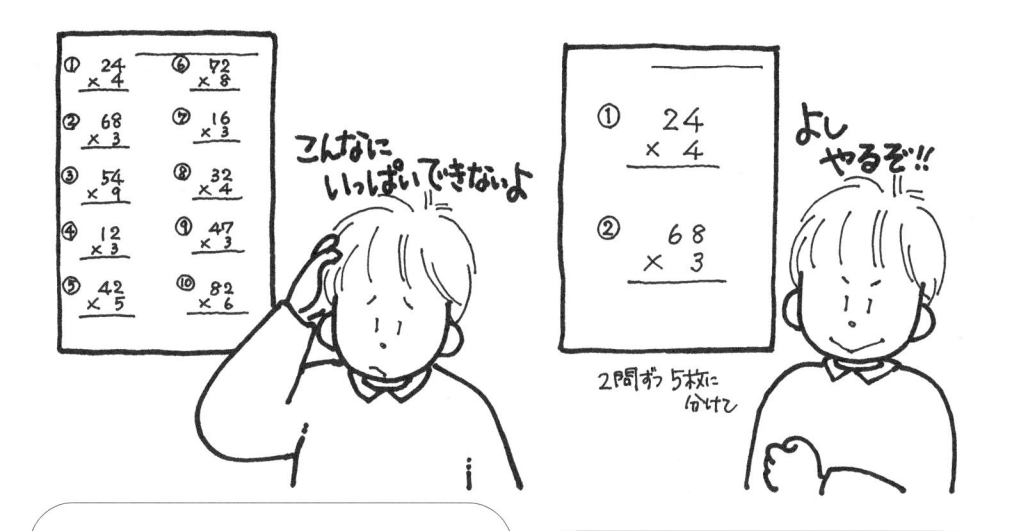

こんなにいっぱいできないよ

よしやるぞ!!

2問ずつ5枚に分けて

- 長時間自分の席で作業や課題に取り組むとき、着席させることにこだわらず、後半はその場に立って行ってもいいことにする。

- 機械的なくり返しによる暗記課題はいくつもに分けてゲーム的な要素も加える。

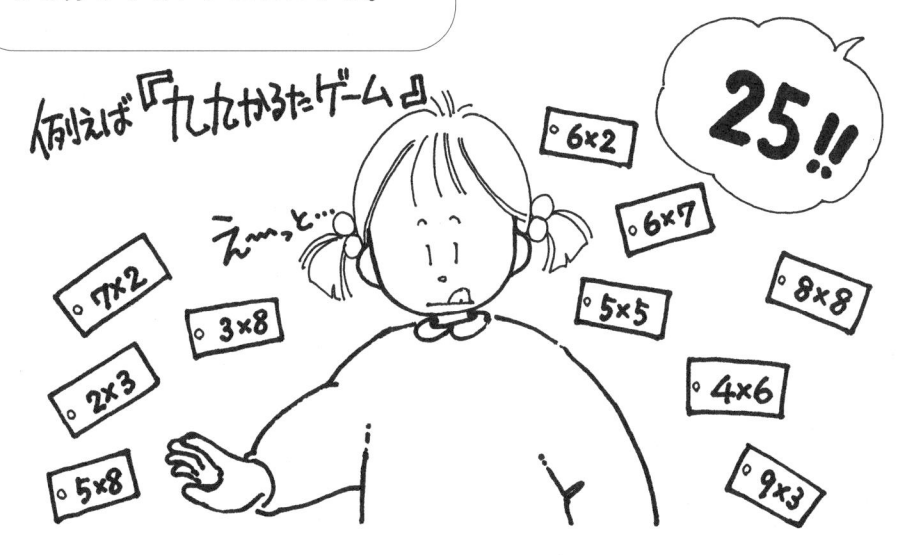

例えば『九九かるたゲーム』

え～っと…

25!!

すべきことの優先順位がわからない

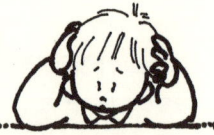

> 片づけのときに何から手を付けたらいいのか，作業をするときに何から始めていったらいいのか，すべきことの優先順位がわからない。

　あらかじめ予定していた目的を達成するために，活動の内容をまとめたり，順序を決めたりするのが苦手です。また，以前の経験を思い出して応用することも得意ではありません。そこで，**教師の支援のもとに片づけや作業の手順を自分で計画立てたり，実際にその計画に基づいて実践する体験を積む**ことが大切です。指導にあたっては，活動の優先順序を視覚的に捉えやすくする工夫が必要です。（→併せて「作業や課題を仕上げられない」「時間の感覚がつかめない」のページも参照）

　一つの活動について，すべきことを箇条書きにし，取りかかる順序を考えさせる。毎日繰り返す作業については，必ず同じ手順で行わせると混乱を招かない。

　その活動に関係のないことを言ったりしたりしたとき，今することは何か，その優先順位を考えさせる。（このような訓練も必要）

　優先順位をつけるときのヒントになることを提示する。
　例：「片づけのとき」→まず，いるものといらないものを分ける
　　　「作業のとき」　→まず，材料をそろえる

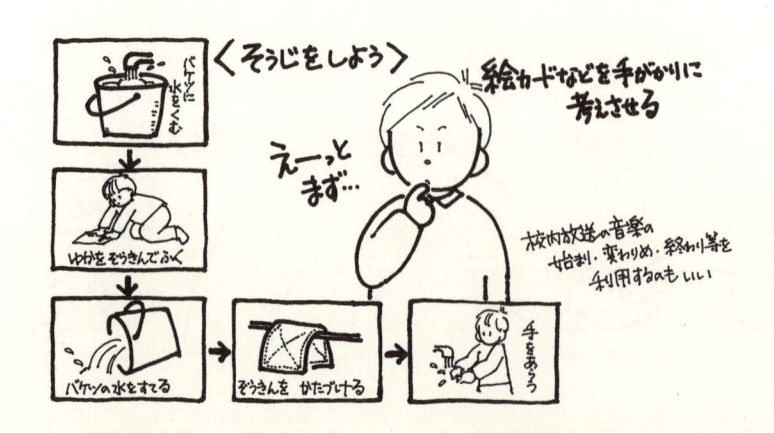

対応を考える

宿題の提出を忘れる

> 宿題があることを忘れてしまったり，たとえ宿題をしても学校まで持って行くことを忘れてしまったりする。また，学校までは持って行っても提出することを忘れてしまう。

　短期記憶に問題があるため，宿題があることを覚えておくことが困難だったり，宿題を仕上げてもそれを学校に持って行って提出することを忘れてしまったりします。また，整理整頓が苦手なために，どこに宿題のプリントやノートを入れているのかがわからなくなってしまうこともあります。

　聞くだけでは記憶にとどめることが困難なので，**「大事な連絡はメモをとる」といった方法を練習**させたり，**持ち物をわかりやすくまとめる工夫**をいっしょに考えたりしましょう。(→併せて「忘れ物が多い」のページも参照)

- 宿題用のチェックリストを活用する。毎日，宿題の内容と提出日を書き込む時間を設定し，担任が横について書かせる。

- 宿題用のファイル（ホルダー）を作り，必ずファイルのポケットに片づけるように習慣化させる。（これには，家庭での協力も必要）

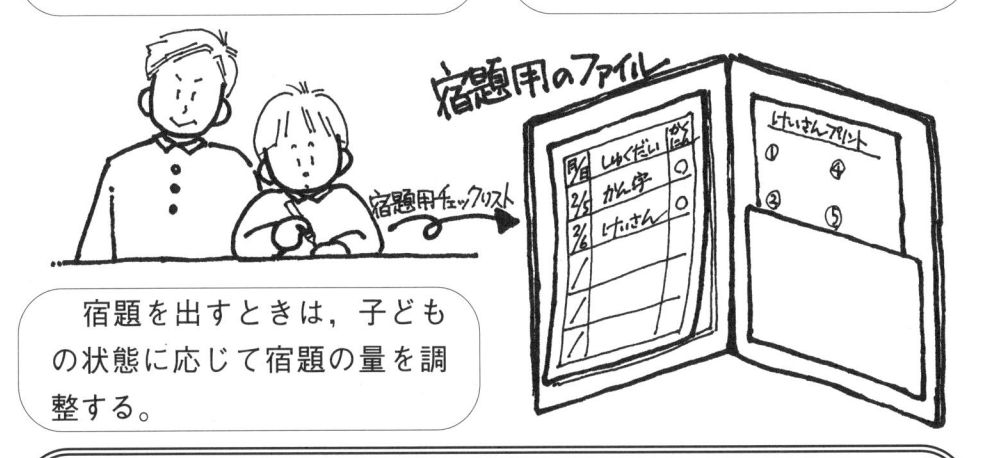

- 宿題を出すときは，子どもの状態に応じて宿題の量を調整する。

　子どもにとっては「できなかった」体験より「**できた**」という**成功体験**を積むことが大切です。そのためにも，子どもの状態を把握し，その子どもにとって**実行可能な量を調整する**ことに努めましょう。

忘れ物が多い

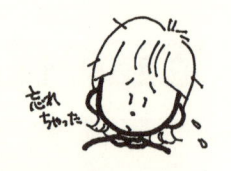

> 必要な物を準備して学校に持って行くことや，特別教室等への移動のときに必要な物を揃えて持って行くことがむずかしい。

　不注意という特性のために，必要な物が何かわかっていても確認しながら準備することができません。また，短期記憶に弱さがある場合は，聞くだけでは覚えておくことが苦手で，聞いたことを思い出しながら必要な物を準備することは困難です。

　さらに，日常的に繰り返し行っていることも定着しにくいために，教室移動のような場面においても準備が万全になりません。

　そこで，**視覚的な補助手段を多く用いる**ことで，改善を図ることが必要となります。

> 　連絡帳を十分に活用する。学校においては担任が，家庭においては保護者が横について連絡帳の記入や確認を行う。**文字を書くことが苦手であったり嫌がったりするときは，代替手段として記号（シンボルマーク）化を図ったりすることを教える。**

＊文字を書くことが苦手だったり嫌がったりするときは，LD（学習障害）を併せもつ可能性を考慮して指導しましょう。

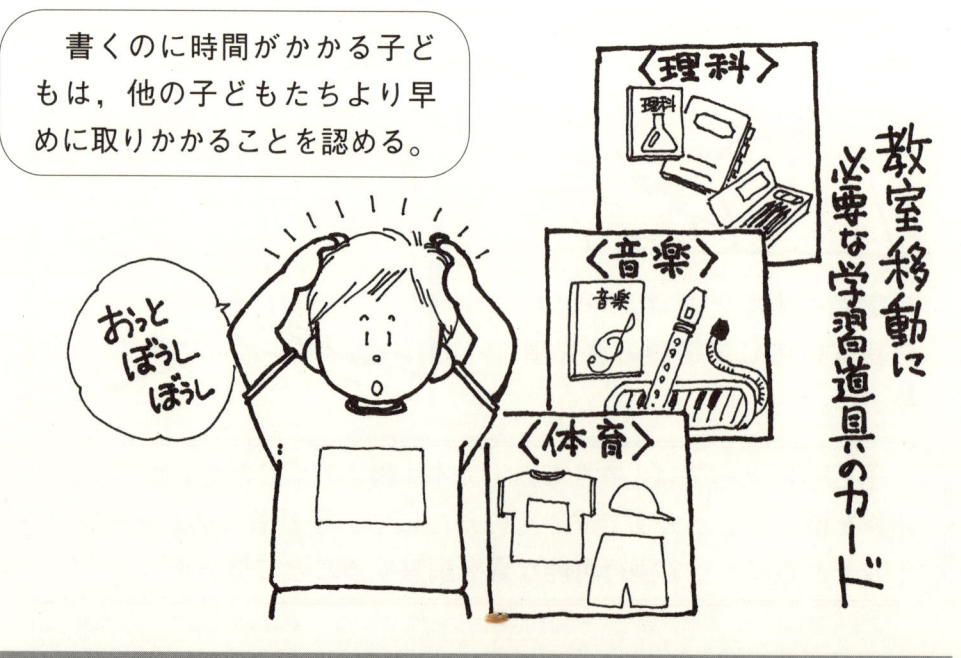

> 　書くのに時間がかかる子どもは，他の子どもたちより早めに取りかかることを認める。

対応を考える

　教室移動に必要な学習道具のチェックリストを机の横に置いておき，自分でチェックできるようにする。文字を読むのが苦手なら，特別教室や持ち物をシンボルマークや写真で示す。

　学校で使うノートを，大きなノート1冊にして，持ち物の量が子どもを圧倒しないようにする。1冊の大きなノートは，教科ごとに色分けしたタグを貼って見分けやすくする。

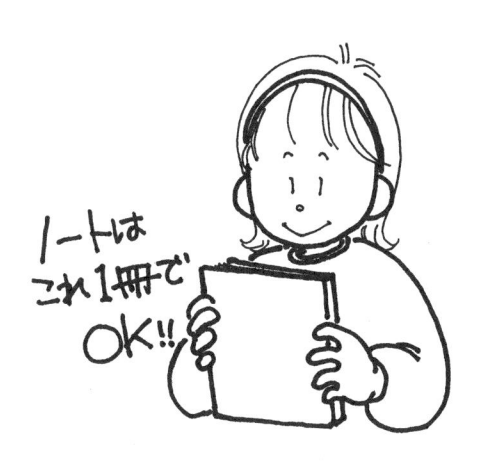

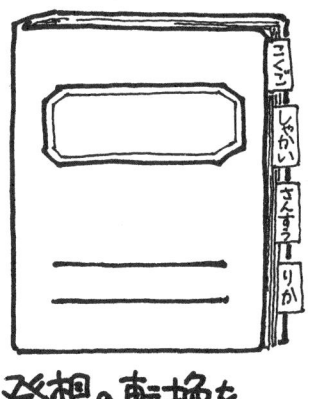

ノートはこれ1冊でOK!!

ノートが何冊もあれば忘れやすくなる

発想の転換をしよう

　時間に余裕のあるときは，必要な物を子どもにも考えさせ，記入させていくことで，自分で考えて準備する力の形成を計る。

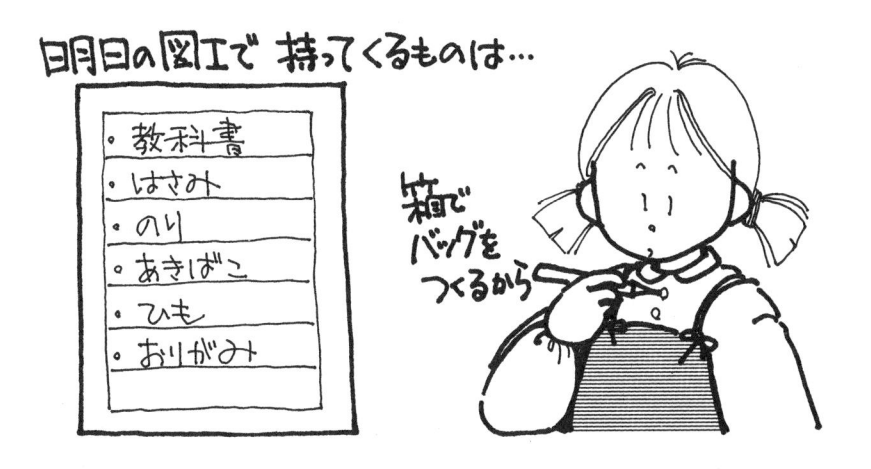

明日の図工で持ってくるものは…
- 教科書
- はさみ
- のり
- あきばこ
- ひも
- おりがみ

箱でバッグをつくるから

物をなくす

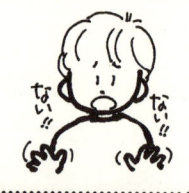

> 自分の持ち物に注意を向けることができないために，物を置き忘れたり，片づけるとどこに片づけたかを忘れてしまったりする。結果として持ち物をなくしてしまうことがよくある。

　必要な物は何か，片づける手順はどうするか等を考えることが苦手なために，身の回りの物を机の中や自分のロッカーに片づけることができません。また，片づけたとしても，時間が経つとどこへ片づけたかを思い出せません。

　また，自分が持ってきた物を把握していないことがあるために，置いた場所を忘れたり，部屋を離れるときに持ち帰るのを忘れてしまったりすることもあります。

　そこで，片づけるという行為を視覚的に捉えやすい形にして提示する工夫や，場所移動の際に**持ち物を確認する習慣を形成させる**ことが必要になります。（→併せて「整理整頓ができない」のページも参照）

- 子どもの持ち物を最低限必要な物だけにする。

- 自分の物とわかるように持ち物に名前をつけるのはもちろんのこと，他の目印もつけたりする。
  例： シール，リボン 等

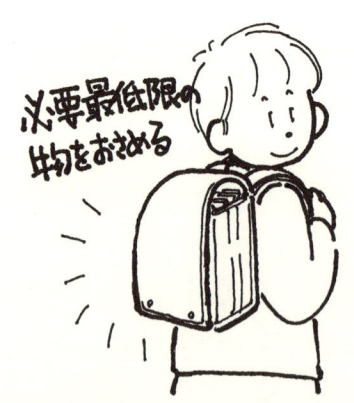

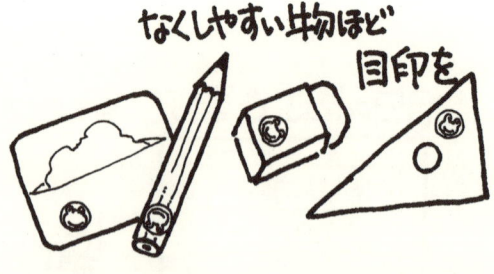

- ランドセル1個に持ち物が収まるようにして手に持たないでいいようにする。

- 貴重品や鍵等の絶対に必要なものは首からかけたり，ウエストポーチやポシェット等に入れて持ち歩くようにする。

> 対応を考える

ロッカーや机の中に、そこへ片づける物の絵カードを貼り、道具を片づけた場所がひと目でわかるようにしておく。

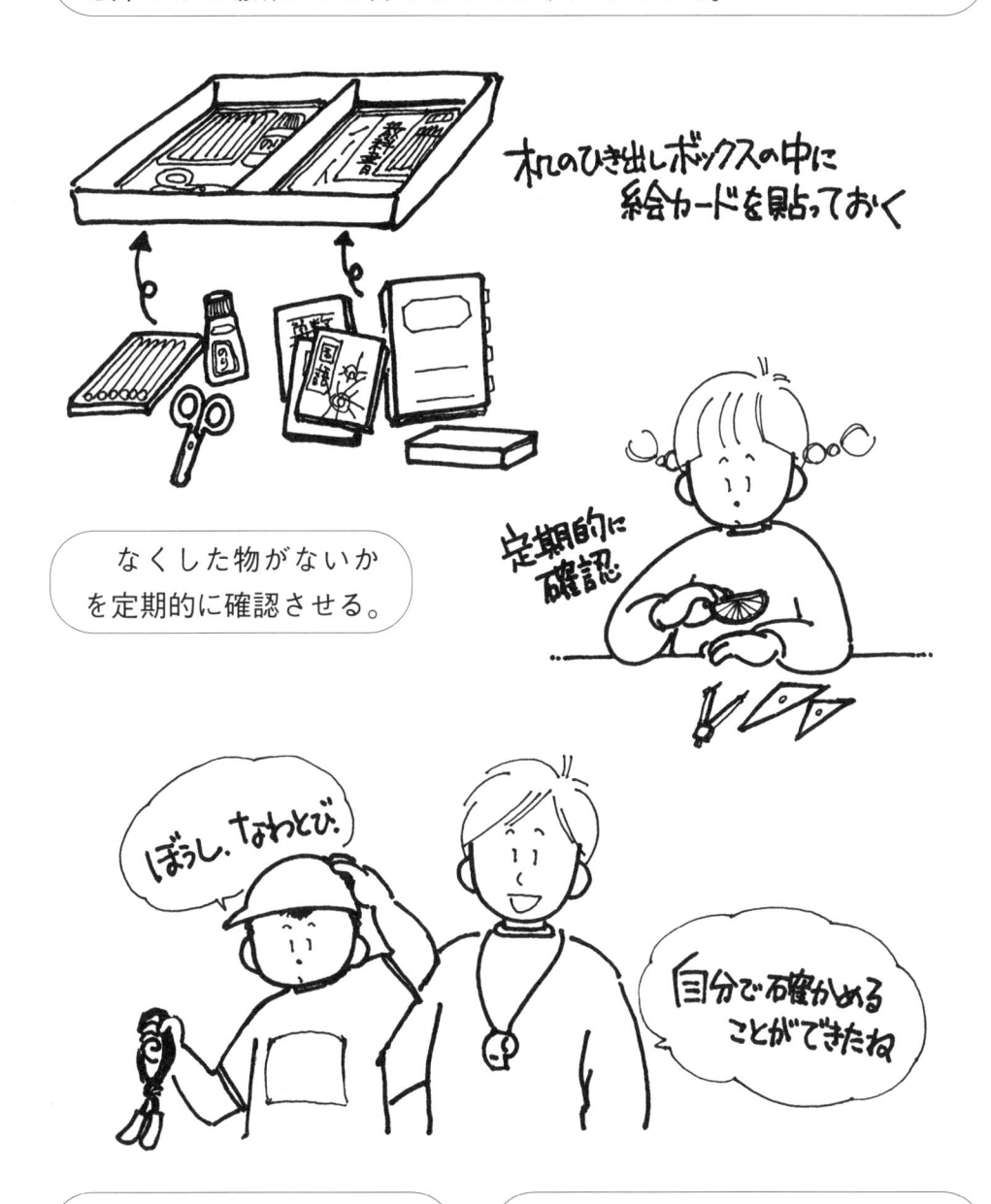

机のひき出しボックスの中に絵カードを貼っておく

なくした物がないかを定期的に確認させる。

定期的に確認

ぼうし、なわとび。

自分で確かめることができたね

運動場や特別教室から戻るときに、持ち物を確認するように声をかけ、慣れるまではいっしょに行う。

子どもが自分からすすんで確認をしたら、たとえ不完全であっても「自分で確かめたんだね」と認める。

毎日の日課を覚えられない

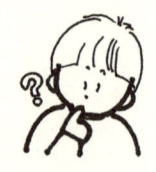

> 体育の時間の前なのに体操服に着替えずにぼんやりしていたり，給食の前に手洗いを忘れたり，学校生活で毎日繰り返している日課や，それにともなう教室移動等を覚えられない。

　注意力不足のために，毎日繰り返して行動していることにも気が回らず，今何をしたらいいかを忘れているように見えます。さらに空間認知が苦手な子どもは，学校内で自分がいる場所と，これから移動しようとしている教室の位置を関連づけることが困難です。

　日課や移動先の教室を，絵カードで提示するといった**目で見てわかる方法**が役に立ちます。

> 一日の学校生活の中で繰り返される活動をカードに書いて，個人用の小黒板などに貼っておく。一つの活動が終わるたびに，取り外したり，○をつけたりして確認する。

> 学級の係で「日課連絡係」といった役を与え，時間割や教室移動をみんなに伝えることで子ども自身の注意も喚起できるようにする。

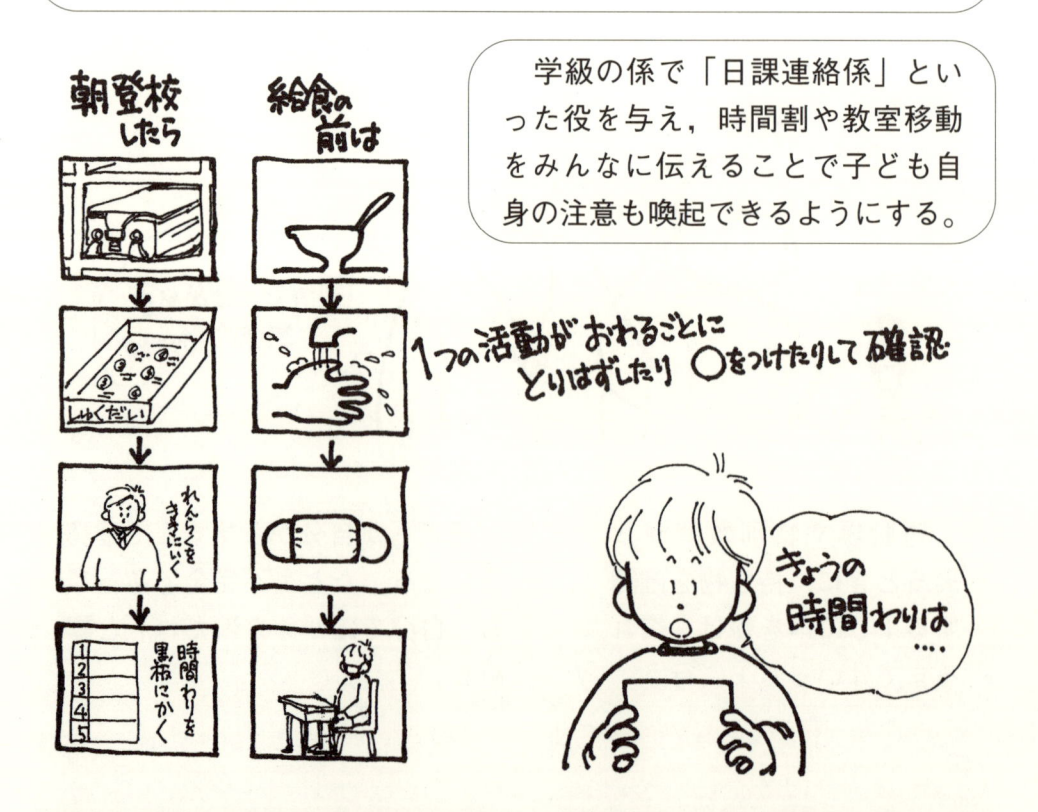

対応を考える

マークや案内板を使って校内の各教室の場所を捉えやすくすることで、自分で移動できるようにする。
- 特別教室等を示す絵カードを用意して、個人用の時間割表に貼る。
- 各特別教室の入り口には子どもが持っているのと同じ絵カードを貼る。

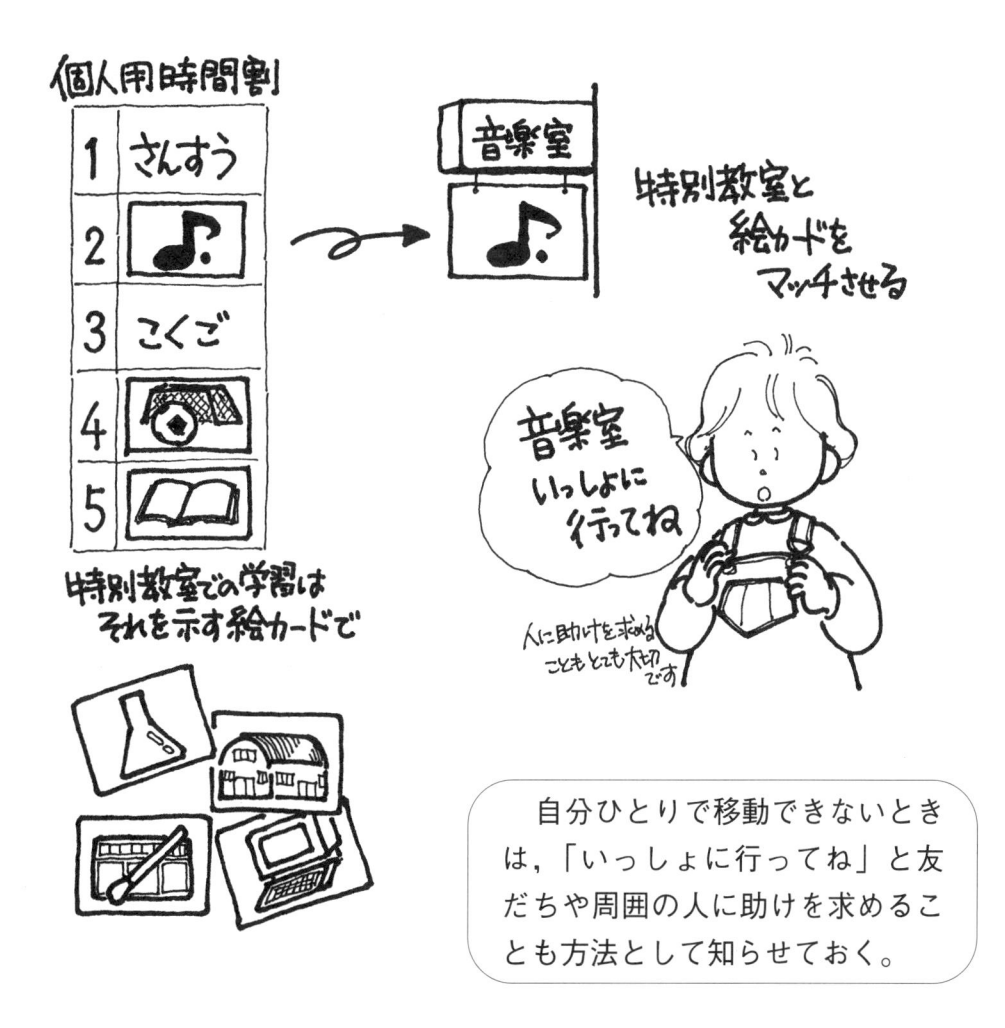

特別教室と絵カードをマッチさせる

特別教室での学習はそれを示す絵カードで

音楽室いっしょに行ってね

人に助けを求めることもとても大切です

自分ひとりで移動できないときは、「いっしょに行ってね」と友だちや周囲の人に助けを求めることも方法として知らせておく。

最終的には子ども自身の力で行動することを目指して指導を行いますが、初期の段階においては、なにがなんでも自分でしようとするとかえって混乱し、興奮してしまうこともあります。自分でできないときには周囲の人の手を借りる方法を認めましょう。

筆記式のテストに取り組めない

> 口頭でのやりとりでは質問に答えることができるのに，筆記式のテストになると取り組むことができずに十分な結果がでない。

　集中力が持続しない子どもや多動な子どもにとっては，静かに着席して，ひとりで取り組む「筆記式のテスト」をやり遂げることは非常に困難です。そこで，テストに集中できる**刺激の少ない環境を用意する**ことが必要になります。また，子どもの理解の状態を把握する方法を筆記式のテスト以外に用意することも大切です。

- 目や耳から入る刺激が少ない環境を用意し，その中でテストを実施する。

- テストの内容を小分けにすることで，新たな気持ちで取り組めるようにする。

- 筆記式のテストばかりでなく，口頭によるテストを併せて実施することで，子どもの理解の状態を把握する。子ども自身にも「理解できている」ことを確認させる。

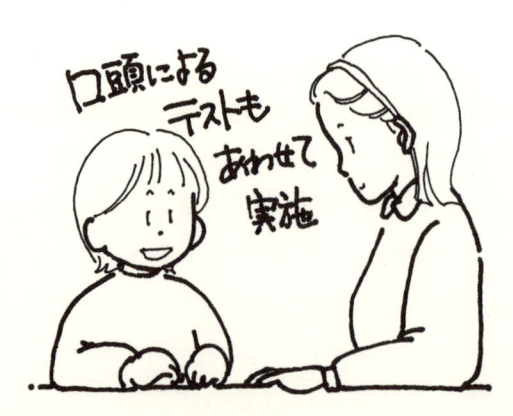

- 子どもがテストに取り組むときは担任がそばにつく。

- プリントの活字は大きくはっきりと記入し，1枚のプリントの内容は少なめにする。

- 必要であればテストに取り組む時間を長めに与える。

- 短時間でも，ひとりで取り組むことができたら大いにほめる。

対応を考える

整理整頓ができない

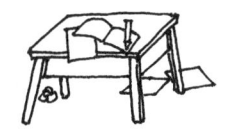

> 机の上やカバンの中の自分の持ち物を整理しておくことができずに、机のまわりに物が散乱したり、カバンの中がごちゃごちゃだったりする。
> 必要な物をすぐに取り出すことができない。

ひとつの作業を続けることの困難さが、整理整頓といった日常生活の中で通常行われる行動にも影響を及ぼします。片づけに取りかかっても、目にしたものに注意が移ってしまい違うことを始めてしまいます。

また、空間を認知する力が弱いために、机やカバンの中のような空間に物をうまく片づけることが苦手です。また、必要な物とそうでない物を区別することも困難なために、不必要な物まで机やカバンの中にいつまでも持っていることがあり、片づかない一因になっています。

- ロッカーや机の中に、そこへ片づける物の絵カードを貼り、道具を片づける場所を目で見て判断できるようにする。

- ロッカーやカバン等は、余裕のある大きな物を使い、中の様子が見やすいようにする。必要のない物は入れておかない。

- 机のまわりを自分から片づけていたら、「きれいに片づいたね」とはっきりとことばにして認める。

- 子どもといっしょに机やロッカー、カバンの中の大掃除を定期的にする。慣れてきたら大掃除の間隔をあけていく。

- 一人で片づける練習をするときは、始めから広い範囲を与えずに、見通しの立てやすい広さから始めて徐々に広くしていく。

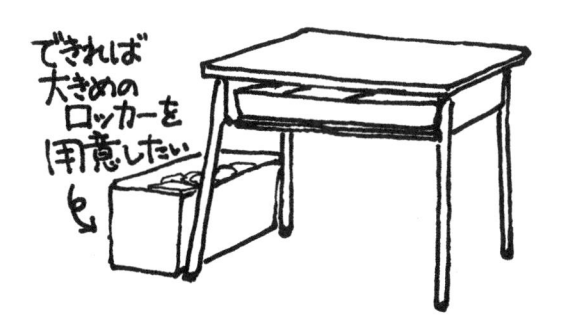

できれば大きめのロッカーを用意したい

過剰な動き

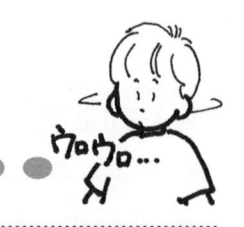

> 時や場をわきまえず，走り回ったり高いところに上ったりする。授業中に，一人だけ教室内を歩き回る。着席していても，椅子をガタガタさせたり，物をもてあそんだりして落ち着かない。

　時や場面に関係なく，何かひかれるものがあると，つい体がそちらに動いてしまいます。注意が散りやすいために，結果的に動きが多くなるのです。また，たとえ着席行動がとれていても，じっと座っていることが困難で，椅子の脚をガタガタいわせたり机の上や中にあるものを触り続けたりします。これは，衝動をコントロールする力の弱さから起こっていますが，子どもによっては覚醒レベル（→p.62参照）を上昇させている場合もあります。ある課題に集中して取り組み続けるためには，一定の覚醒レベルが必要なのです。

　もしも多動の原因が覚醒レベルを上げるためであれば，無理にやめさせるわけにはいきません。なぜなら，このタイプの子どもたちは，通常より多めの触覚刺激や運動刺激によって「目覚めた」状態になり，状況判断が可能となって，結果的に行動が落ち着くからです。

　また，感覚刺激に対し，鈍感で感じにくい子どもがいます。この場合，自分自身が感じるためには，他児よりも多い刺激が必要となります。したがって，もっとよく感じようとするために，どうしても動く量が多くなってしまいます。

　わたしたちは，目の前の子どもの多動が，衝動のコントロールの弱さからであるのか覚醒レベル上昇のためなのか等を見極めて，それぞれに応じた対応を講じる必要があります。

> 机の中や上に，子どもが遊びそうな物を置かないようにする。片づけるときには子どもといっしょに行い，授業に備えることの意識化を図る。

> 「5分」といった目標を立て，着席行動を持続できたら，シール等のほうびを与える。このシールが数枚たまったら，好きな遊びができるなどの特典を約束しておく。

対応を考える

一日の生活を始める前に、トランポリン等で思い切り遊ぶ時間を設け、余分なエネルギーを発散させたり覚醒レベルを上げさせりすることで、座学に備えさせる。

授業中や授業の合間に、黒板を消す、プリントを配る、先生のおつかいをする等の体を動かす機会を設ける。

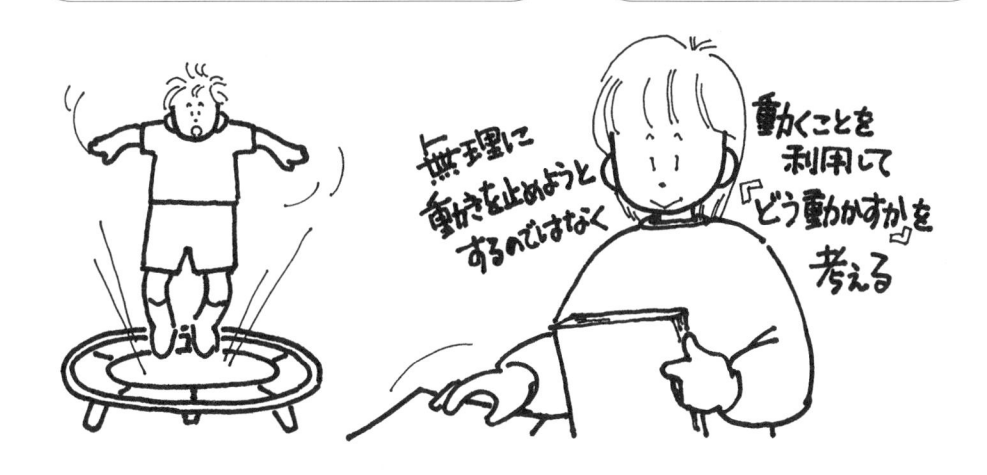

無理に動きを止めようとするのではなく

動くことを利用して『どう動かすか』を考える

今からしようとする行動をことばで言う習慣をつけさせる。
例：「ぼくは、パンを持ってきます。」
↓
多動の子どもたちは、物事をするのに行き当たりばったりになる傾向がある。自分の行動をことばで表現するように習慣づけることで、何をしようとしているかを認識させる。繰り返していくうちに行動のコントロールがしやすくなる。

多動の子どもたちは自分がしようとしていることを認識できていないことが多い

ぼくはパンを持ってきます

実際にことばに出すということに意味がある

覚醒レベルを上げるための行動ならば，他の子どもの迷惑にならない範囲でその動きを容認する。（物をもてあそんでも厳しく禁止しない）

体育館等の広い場所での活動のとき，自分の居場所がわかるように印を与える。
例：フープを置く
　　床にテープを貼る　等
その範囲にいるように指示する。

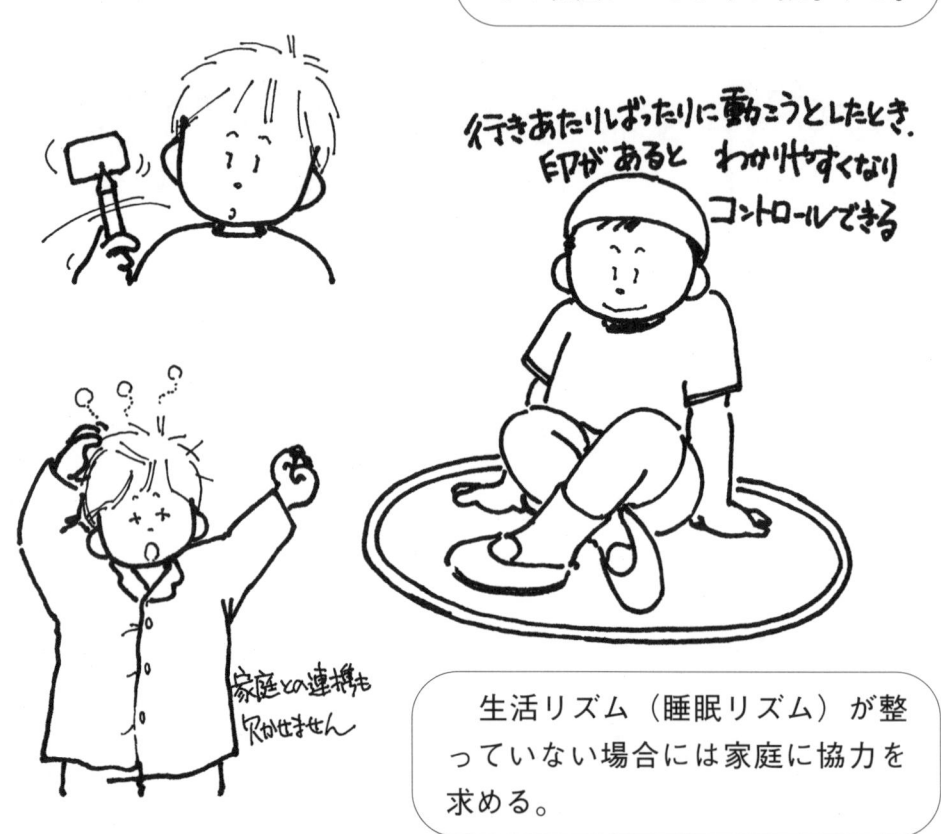

行きあたりばったりに動こうとしたとき，印があるとわかりやすくなりコントロールできる

家庭との連携も欠かせません

生活リズム（睡眠リズム）が整っていない場合には家庭に協力を求める。

＊覚醒レベル（水準）について＊

　注意をひとつの課題に向け，それを維持するためには，一定の覚醒レベルが必要です。子どもたちは"脳が目覚めている状態"の時に，周囲に注意を向けることができます。覚醒レベルが高すぎる（興奮している）と，周りの刺激に反応し過ぎます。この場合は，周りの環境を調整する必要があります。
　逆に，覚醒レベルが低すぎると，ボーとしているか，または脳を目覚めさせようと必要な刺激を求めて動き回ることがあります。この場合は，授業前に十分なウォーミングアップが必要になります。

対応を考える

過剰なおしゃべり

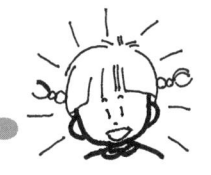

> 授業中でも，かまわずおしゃべりをする。
> 声の大きさや話す速さを，相手や場面に応じて調整することが苦手。

　目に見えたことや耳に聞こえたことについて，思いついたことをすぐに口にしてしまったり，相手や場面をかまわずに話し続けてしまったりします。

　また，声の大きさや話す速さを調整することがなく，ひっきりなしに話している印象を与えてしまいます。

　指導にあたっては，声の大きさや話す速さのコントロールについて，具体的な例を用いてわかりやすく示す工夫が必要となります。指導する側までが，大きな声を用いたり矢継ぎ早に声をかけたりして制しようとすると，かえって逆効果になる場合があります。ときには，大人がしっかりと話を聞いてあげることも大切です。

　このような子どもの中には，初対面の人になれなれしく話しかけたり，目上の人に友達のような言葉づかいをしたりする子どももいます。ロールプレイなどを取り入れて，相手や場面に応じた望ましい言葉づかいを練習させましょう。

> 座席に配慮し，担任のそばに座らせる。突発的に話し始めたら，手をつないだり背中をさすったりして，気づかせるようにする。

> 「声のものさし」を子どもといっしょに作り，声の大きさのコントロールができていないときに提示して練習させる。

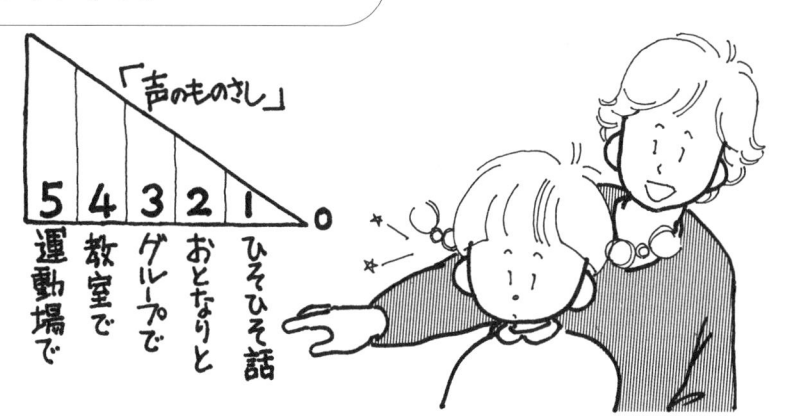

「声のものさし」
5 運動場で
4 教室で
3 グループで
2 おとなりと
1 ひそひそ話

役割演技を通して、言葉づかいの練習をさせる。
例：・友達と
　　・年上の人と
　　・小さな子どもと
　　・初めて会う人と　等

〈職員室にいる先生をたずねられた〉

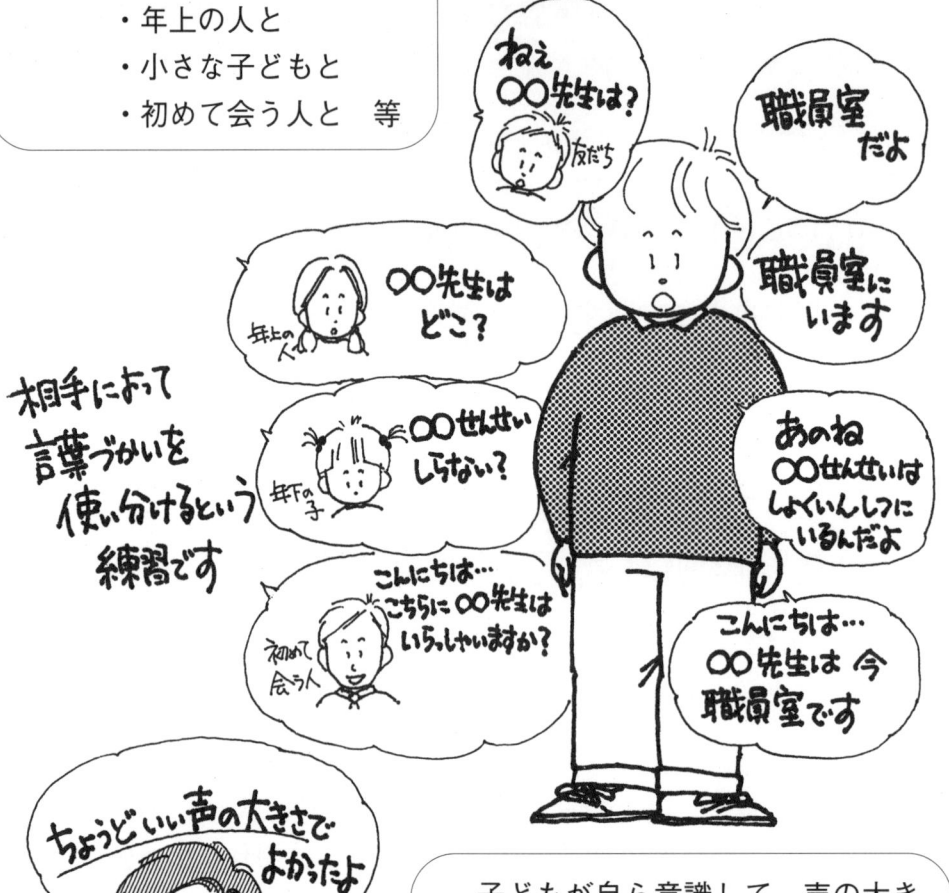

ねぇ○○先生は？（友だち）

職員室だよ

○○先生はどこ？（年上の人）

職員室にいます

相手によって言葉づかいを使い分けるという練習です

○○せんせいしらない？（年下の子）

あのね○○せんせいはしょくいんしつにいるんだよ

こんにちは…こちらに○○先生はいらっしゃいますか？（初めて会う人）

こんにちは…○○先生は今職員室です

ちょうどいい声の大きさでよかったよ

何がよかったのか具体的に

子どもが自ら意識して、声の大きさや話す速さを調整したときは、「ちょうどいい声の大きさで話せたね」「聞きやすい速さで話したね」と具体的にほめる。

休み時間や放課後など、比較的時間に余裕があるときは、ゆっくりと話を聞く。いつも制しているばかりでは、せっかくの話す意欲をそぐことになる。

対応を考える

出し抜けに答える・話題を急に変える

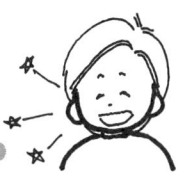

> 担任の質問が終わる前に出し抜けに答えてしまったり，友達とのおしゃべりの途中で相手が話し終わる前に自分が話し始めてしまったりする。
> また，子ども自身がある話題について一旦話し始めても，自分の心に思いついた話題に次々と変えていく。

衝動をコントロールする力の弱さは言動にも及びます。例えば，相手が話し終わらないうちに，自分の頭に思い浮かんだことをすぐに話し始めてしまい，会話の流れを変えてしまったり止めてしまったりします。また，間を待つとか，話題の流れに配慮することも困難です。衝動をコントロールする方法を身につけさせることが必要となります。（→併せて「過剰なおしゃべり」のページも参照）

> 授業中であれば担任の近くに着席させて，子どもが衝動をコントロールする手助けをする。
> 　例：担任が話す間は，子どもの肩に手をかけたままにする。
> 　　　話し終われば手を離し，それを合図とする。

> 話し始める前に，「○○について話します」と話題を言わせてから始めさせる。その後の話題の急激な変化には，「ちょっと待ってね」と制止し，今話題の中心は何であるかをいっしょに確認する。

> 出し抜けに答える回数が減ったときや，子ども自身が具体的な目標を立てて実践したときには，ほうびのシールを貼ったりして目に見える形で記録する。

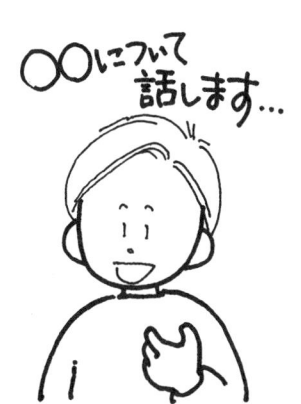

考えなしに行動する

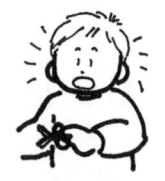

> 一瞬の思いつきが即反応として現れ，衝動的に予測不能な行動を行うことがある。また，その行動が子ども自身にとっても周囲の者にとっても，危険を伴うことがある。

　子ども自身は意識的にそうしているわけではないのに，衝動をコントロールできないために，その子どもの行為が周囲の者にとっては予測不能な場合があります。また，ときとしてその行為が乱暴であったり攻撃的であったりするために，その子ども自身にも周囲の子どもにとっても危険を伴うことがあります。

　子ども自身は，その時点では「悪いことをしている」との意識が希薄になっているだけです。くどくどと言って聞かせたり，そのたびに厳しい叱責を与えたりすることは逆効果になりがちです。むしろ，望ましい行為について，具体的に知らせたりいっしょに考えたりしましょう。

　また，当の子ども自身にとって危険と見える行動でも，覚醒レベルの上昇を無意識に行っていることもあります。よく観察し行動の理由を確かめましょう。
（→併せて「過剰な動き」のページも参照）

　衝動的な行為を事前にくいとめる方法として合図を送ることを身につけさせる。
　　例：「何かしたくなったら，手を挙げる」，「『先生！』と呼ぶ」等，周囲の者にも気づかせる方法を取ることにより，衝動的な行動により引き起こされる危険を防ぐ。

　行動後に「何をしたかったのか」を話させ，「それなら，○○したらよかったね」と望ましい行為を具体的に示す。

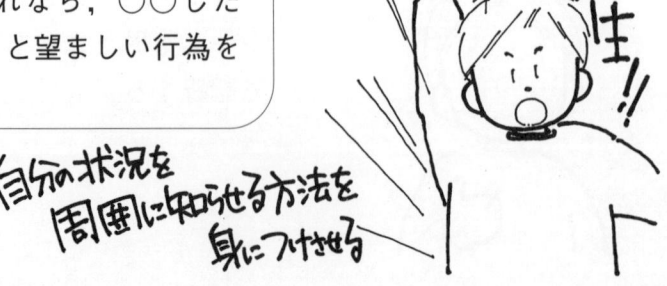

自分の状況を周囲に知らせる方法を身につけさせる

同成社の教育関係図書

発達障害とその周辺の子どもたち —発達促進の基礎知識—
尾崎洋一郎著　　　　　　　　　　　　　　　　　　　　　　Ｂ５判・160頁・1680円

はっきりとその症状だとわかりづらい特別な教育的ニーズのある子どもたちへの対応と、教師や親が各々の特性を正しく理解し指導するためのヒントを、図と表を中心にまとめた平易な手引き書。

学習障害（LD）及びその周辺の子どもたち —特性に対する対応を考える—
ＡＤＨＤ 及びその周辺の子どもたち —特性に対する対応を考える—
高機能自閉症・アスペルガー症候群 及びその周辺の子どもたち —特性に対する対応を考える—
尾崎洋一郎他著　　　　　　　　　　　　　　　　　　　　　　Ｂ５判・各945円

上記「発達障害とその周辺の子どもたち」の各論ともいえる、コンパクトにまとめられた三部作。

ゆっくり学ぶ子のための さんすうドリル 全4冊　遠山真学塾編

- ドリルA 〈２けたまでの たしざん ひきざん〉　　　　　　　（112頁、1050円）
- ドリルB 〈３～４けたの たしざん ひきざん〉　　　　　　　（112頁、1050円）
- ドリルC 〈かけ算〉　　　　　　　　　　　　　　　　　　　（112頁、1050円）
- ドリルD 〈わり算〉　　　　　　　　　　　　　　　　　　　（112頁、1050円）

特別支援教育のさんすう —一人ひとりの学びを支える—
小笠毅編著　　　　　　　　　　　　　　　　　　　　　　Ａ５判・160頁・1680円

自閉症・ダウン症・発達障害など、学ぶことが困難な子どもたちにマンツーマンでさんすうを教えてきた遠山真学塾の実践ノウハウを、現場の先生や親に活用してもらえるよう１冊にまとめた。

インクルージョン —普通学級の特別支援教育マニュアル—
ペギー ハメッケン著／重冨真一他訳　　　　　　　　　　　Ａ５判・164頁・1995円

特別支援教育導入に伴い、現場の指導に模索する教師のための手引書。米国の実践を紹介しつつ、障害のある子どもが普通学級で学ぶ上で役立つ具体的なアイデア、ワークシートなどを豊富に掲載。

発達障害の教育相談 —理解深化への手引き—
久我利孝著　　　　　　　　　　　　　　　　　　　　　　四六判・146頁・1575円

ＡＤＨＤなど発達障害のある子どもに対してどんな支援が有効なのか。なぜ問題行動をとるのかその行動の理由に着目し、深い理解と現場での経験を活かしつつ、具体的な支援の方法を導き出す。

知的障害者の運動トレーニング　小野晃著　　　　　Ａ５判・194頁・2100円
知的障害児の野外キャンプ　小野晃著　　　　　　　Ａ５判・176頁・1995円
運動療育と障害者の水泳指導　寺岡敏郎著　　　　　Ａ５判・176頁・1785円
知的障害者の青年期への自立をめざして　江口季好編　Ａ５判・274頁・2835円

同成社　URL http://homepage3.nifty.com/douseisha/　E-mail douseisha@nifty.com　〈価格は税込〉

同成社の教育関係図書

ゆっくり学ぶ子のための『こくご』改訂版 全5冊　江口季好編

- 入門編①〈表象形成・音韻形成・発声・発音〉　　　　　　　　　　（72頁、1155円）
- 〃　　②〈ひらがなの読み書き〉　　　　　　　　　　　　　　　　　（72頁、1155円）
- 本　編①〈ひらがなのことば・文・文章の読み〉　　　　　　　　　　（80頁、1365円）
- 〃　　②〈かたかな・かん字の読み書き〉　　　　　　　　　　　　　（80頁、1155円）
- 〃　　③〈文章を読む、作文・詩を書く〉　　　　　　　　　　　　　（80頁、 945円）

ゆっくり学ぶ子のための『国語』④⑤　江口季好編

- ④ 文学教材と説明文教材の読み、作文や詩の表現力の指導等を子どもたちの言語的実態に応じて編集。　　　　　　　　　　　　　　　　　　　　　（80頁、1155円）
- ⑤ ④よりやや高いレベルの内容を展開。英語学習の入門的ページも設ける。（80頁、1155円）

ゆっくり学ぶ子のための『こくご』学習指導の展開

江口季好編　　　　　　　　　　　　　　　　　　　　　　A5判・248頁・2625円

ゆっくり学ぶ子のための『こくご』の教授資料。現場の先生方の体験にもとづき、上記『こくご』全5冊についてさまざまな実践例を示し、編者の的確なコメントを付しポイントを解説します。どのように指導すれば楽しく効果的な授業になるか悩んでいる先生方にすぐに役立ちます。

ゆっくり学ぶ子のための『さんすう』全5冊　江口季好・村上直樹編

- ①〈量概念の基礎的学習、比較概念の学習、なかま集め、ゲームの応用〉　（72頁、1155円）
- ②〈絵による1対1対応の学習、1〜5の数、ゼロ、5までのたし算〉　　（72頁、1155円）
- ③〈6〜9の数、6〜9のたし算、ひき算、2けたの数と位取り〉　　　　（72頁、1155円）
- ④〈くり上がり、くり下がり、2けたの数のたし算、2けたの数のひき算〉（80頁、1155円）
- ⑤〈3けたの数のたし算、3けたの数のひき算、かけ算、わり算〉　　　　（80頁、1155円）

特別支援学級の学習指導計画案集　全面的な発達のために

江口季好著　　　　　　　　　　　　　　　　　　　　　　A5判・240頁・2415円

国語・算数・社会科・理科・体育・音楽・図工・家庭科・生活勉強の9科目の学習指導計画案を示し、それぞれの実践例をあげています。特別支援学級のカリキュラム作製のための手引き書です。

特別支援学級の国語（ことば）の授業

江口季好著　　　　　　　　　　　　　　　　　　　　　　A5判・256頁・2625円

特別支援学級の国語の授業のすすめ方について、段階をおってさまざまな授業例を示し、そのあり方を説く。現場ですぐ役に立つとともに、障害児教育の歴史を知り、今後の課題を問う。

自閉症児の国語（ことば）の教育

江口季好編　　　　　　　　　　　　　　　　　　　　　　A5判・256頁・2625円

近年急速な増加をみせる自閉性障害の子どもたち。そうした子どもたちにいかにして言語と文章を指導するかという難題に取り組んだ初の書。全国から可能なかぎり集めた多くの実践例を紹介する。

同成社　〒102-0072東京都千代田区飯田橋4-4-8東京中央ビル　電話03-3239-1467　〈価格は税込〉

対応を考える

行動に移る前に、5～10秒ほど数えさせたり、しようとしていることをことばにさせたりする。くり返しの練習で自分で衝動をコントロールする力をつけさせる。

危険な行為については、その場で強く短く叱る。くどくどと説明したり、いつまでも叱り続けたりすることは避ける。

子どもが自分の衝動的な行動に気づいてやめようとしていたら、「落ち着いて行動しようとしたんだね」とはっきりとことばにしてほめる。

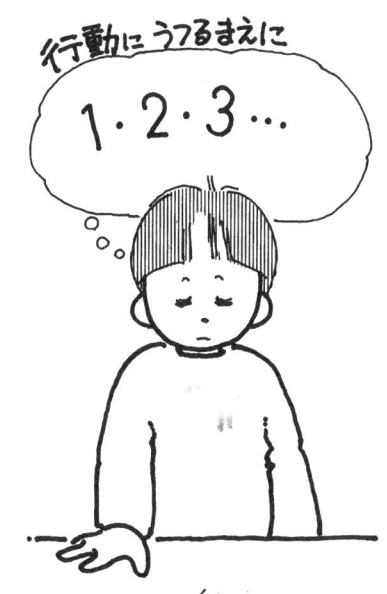

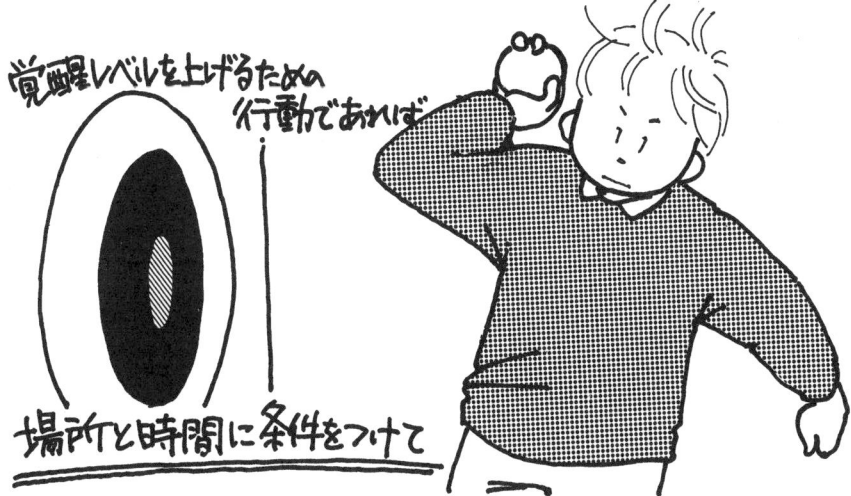

行動にうつるまえに
1・2・3…

覚醒レベルを上げるための行動であれば

場所と時間に条件をつけて

認める
単なる容認にならないように

覚醒レベルを上げるために行動しているようであれば、安全にできる場所と時間を確保する
例： トランポリン、的当て 等

順番を待てない

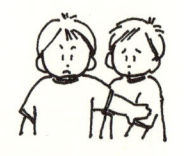

> 体育の時間や休み時間等で，自分の順番が来るまで列に並んで待てずに，その列を離れてしまったり勝手に違う遊びを始めたりする。また，どうしても待てずに割り込んでしまうことがある。

順番を待つ間の退屈な時間をがまん強く待つことがむずかしく，したいことはすぐにでもしようとしがちです。このために，周囲の子どもたちにとっては攻撃的とも思えるような行為になる場合もあります。しかしその子ども自身には攻撃の意図はないために「悪いことをした」とは思っていません。そこで，子どもにとって待つ時間が退屈にならないような工夫が必要です。（→併せて「じゃまをする」のページも参照）

列に並んで待つ時間を退屈なものにしないための工夫。
- 自分の順番が来るまで，ある一定の範囲であれば歩き回って来ていいことにする。徐々に歩き回る範囲を狭くしていく。
- あと何人になったら戻ってくるという約束をし，待つ人数を徐々に増やしていく。

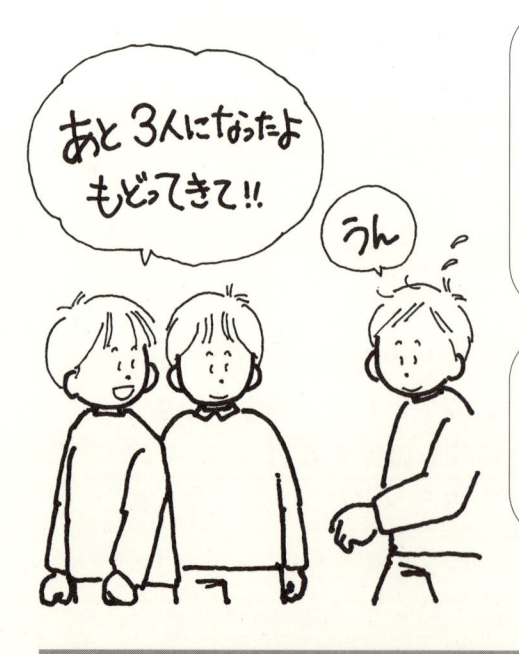

順番を待てずに，子どもの行為が乱暴になったり攻撃的になったりしたら，その場で強く短く叱る。気持ちが落ち着いたら「どうしたらよかったか」をいっしょに考える。

少しでもがまんして待てたら，大いにほめる。そして，少しずつでも長く待てるように助言や励ましを与える。

対応を考える

じゃまをする

> ゲームや遊びの最中や会話の途中で，いきなり自分のしたいことをしたり言いたいことを言ったりして，全体の流れを中断させる。

　衝動をコントロールする力が弱いために，ゲームや会話の最中に，思いついたことをしたり言ったりせずにはいられません。このような行動は，ルールを守っている周囲の子どもたちのじゃまをしているような印象を与えます。ただし，当の子ども自身には，じゃまをしようという気持ちはないため，叱責をするだけでは，かえって逆効果となりがちです。衝動をコントロールする方法を身につけさせることが大切になります。

> 何かしたいことや言いたいことを思いついたときに，手を挙げる等して周囲の者に知らせる習慣を形成させる。合図があったときに，周囲の者が関わっていくことで衝動的な行動を抑える。

> 全体の流れを中断するような行為になったときには，「○○をしたかったんだね」と一度共感的に気持ちを受けとめてから，「でも，今はこれをしているから，後でね」と静かに諭す。決して厳しい叱責を与えない。

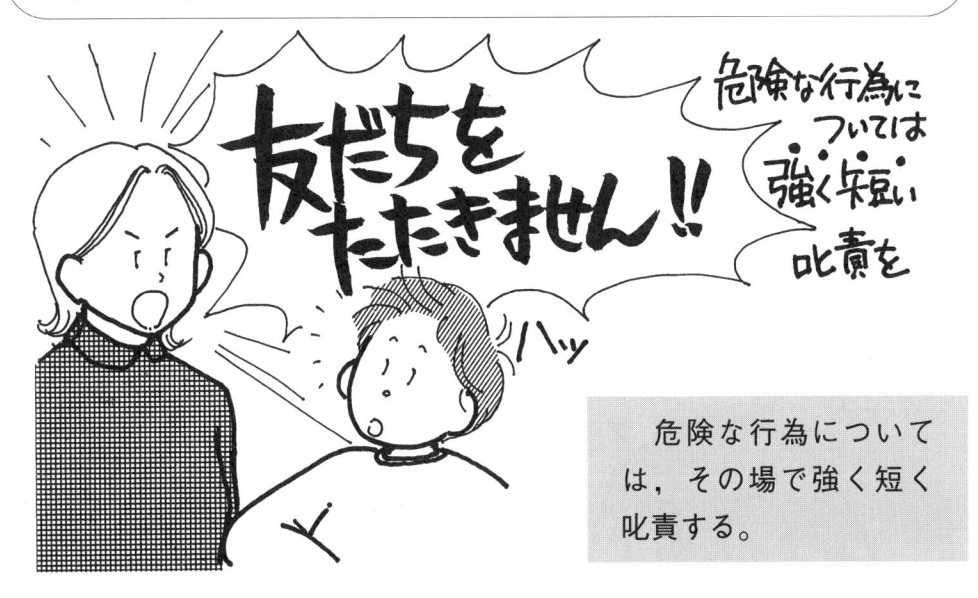

危険な行為については，その場で強く短く叱責する。

興奮しやすい

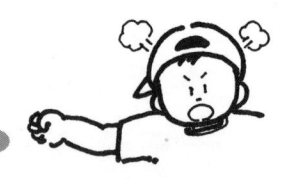

> ささいなことにすぐに反応し，泣いたり怒ったり喜んだりする。
> 気に入らないことや思い通りにならないことに対して，感情的になりやすい。

　感情のコントロールがうまくできないために，ささいな刺激によって喜怒哀楽を大きく変化させます。しかしながら，一旦起こった感情は長続きするのではなく，比較的すぐに解消されます。ただ，怒ったときは，その子どもの言動が周囲の子どもには攻撃的に感じられることがあります。（→併せて「場面や状況の変化に適応するのがむずかしい」のページを参照）

> 　困ったことに遭遇したときに，自分だけで対処しようとするとうまくいかず，結果として感情が高ぶることになる。そこで，困ったときにはいつでも，周囲の大人に助けを求めていいことを知らせておく。

> 　内面に起こった嫌な感情を認識させる。その感情が起こったときには，その場から離れることも一つの手段として選択させる。

> 　その場を離れたり助けを求めたりすることで，感情の高ぶりを回避したときは，大いに認めてほめる。

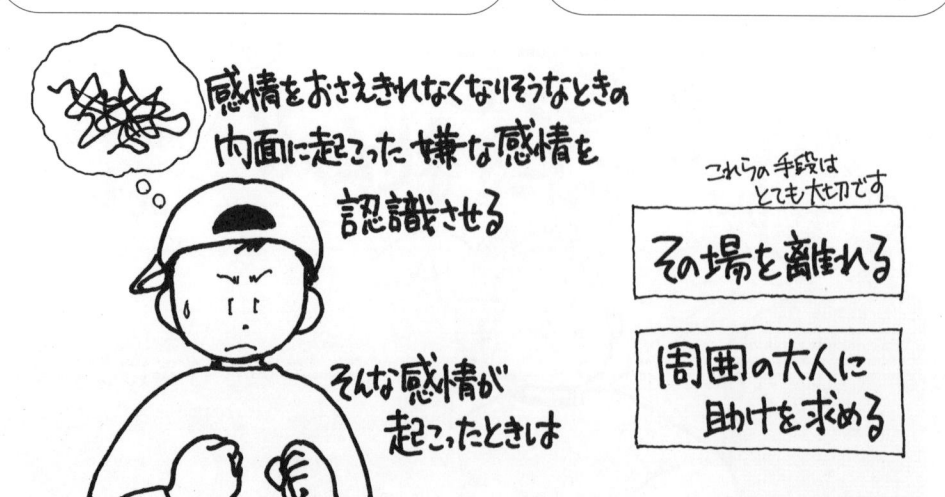

感情をおさえきれなくなりそうなときの
内面に起こった嫌な感情を認識させる
そんな感情が起こったときは

これらの手段はとても大切です
その場を離れる
周囲の大人に助けを求める

対応を考える

何らかの理由で興奮してしまったときには，落ち着いてから振り返りをさせる。そのときに，「こうしたらよかったね」といった望ましい行動についてもいっしょに考えるようにする。

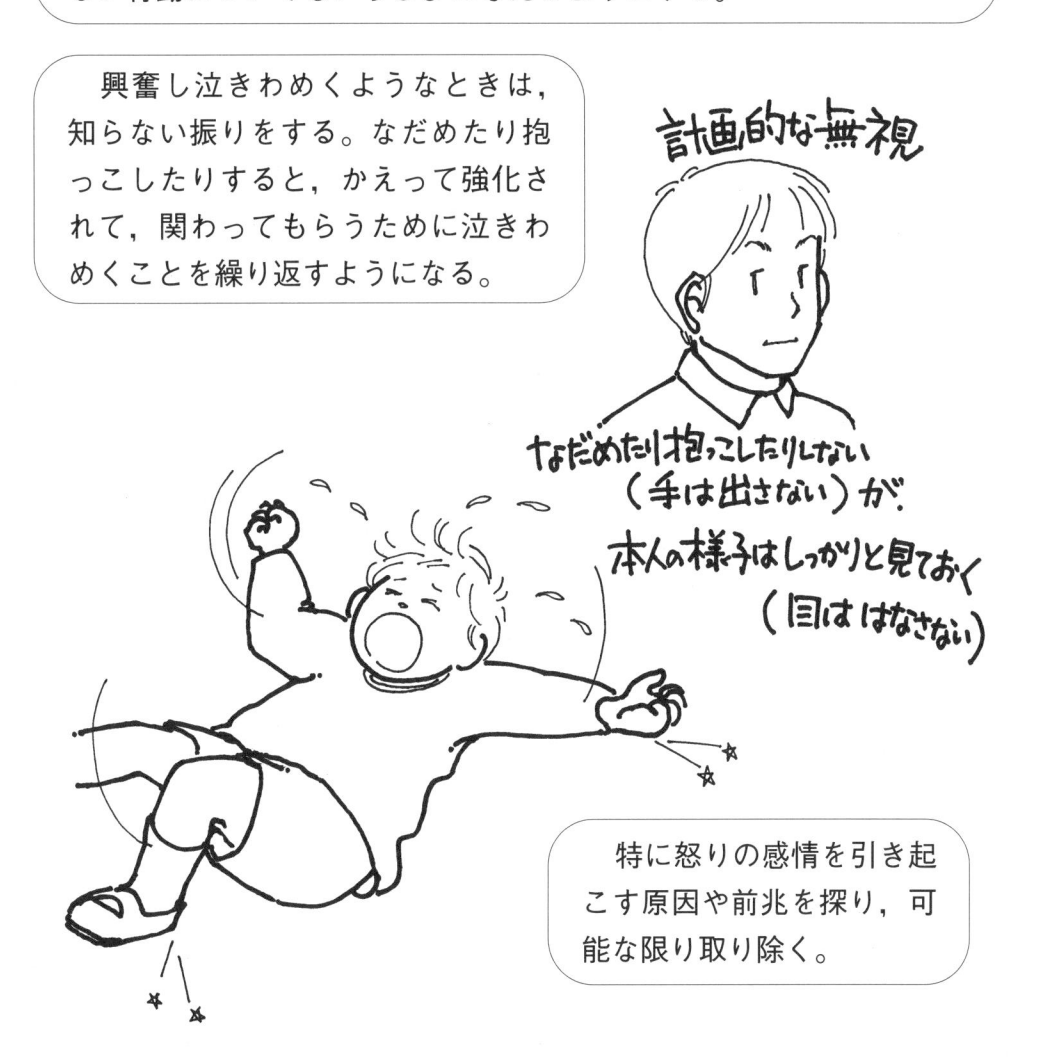

興奮し泣きわめくようなときは，知らない振りをする。なだめたり抱っこしたりすると，かえって強化されて，関わってもらうために泣きわめくことを繰り返すようになる。

計画的な無視

なだめたり抱っこしたりしない（手は出さない）が，本人の様子はしっかりと見ておく（目ははなさない）

特に怒りの感情を引き起こす原因や前兆を探り，可能な限り取り除く。

行事の前などのだれもがわくわくするときや，予告無しの日課の変更，初めての場所等，新しい状況に遭遇すると興奮しやすい傾向にあります。教師は，子どもにそのような傾向があることを知っておいて，必要に応じて前もって知らせることも必要です。

場面や状況の変化に適応するのがむずかしい

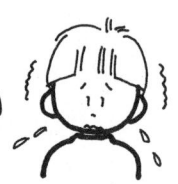

> 時間割が急に変更になったり日課が変わったりしたときにスムーズに適応できず、行動するのを嫌がったり始めるまでに時間がかかったりする。
>
> 初めての場所で落ち着かずにいつまでもそわそわしたり不安がったりする。
>
> 楽しみにしていた行事や活動が急に変更になったり中止になったりすると、そのことを受け入れられずに興奮気味になる。

ものごとを柔軟に考えることが苦手なために、予定や状況の変化に対応することがむずかしく、いらだったり拒絶したりといった行動をとることがあります。無理に学級全体の動きに合わせるように指導するより、子ども自身が変化を受け入れて行動するまで待つことの方が大切なようです。**変更や中止があるときは、可能な限り早い段階でその連絡をする**ことで受け入れやすくなります。(→併せて「興奮しやすい」のページも参照)

- 前もって変更がわかっているときは、早めに知らせることで対応の準備をさせる。
- 予定の急な変更を受け入れることが困難なときは、急がせずに子ども自身が落ち着くのを待つ。
- 校外学習で学校の外に出かけるときは、どんなところなのかを前もって説明しておく。写真等があれば利用する。

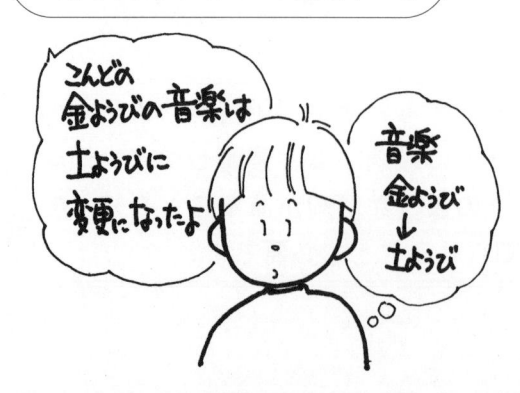

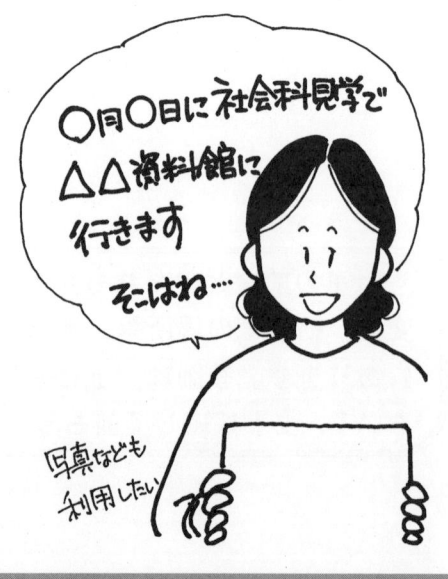

対応を考える

> 変更を受け入れることが子どもにとって困難なときは，他の児童といっしょに始めることより，いっしょに終わることの方を大切にして，「みんなといっしょに終わった」という気持ちをもたせる。

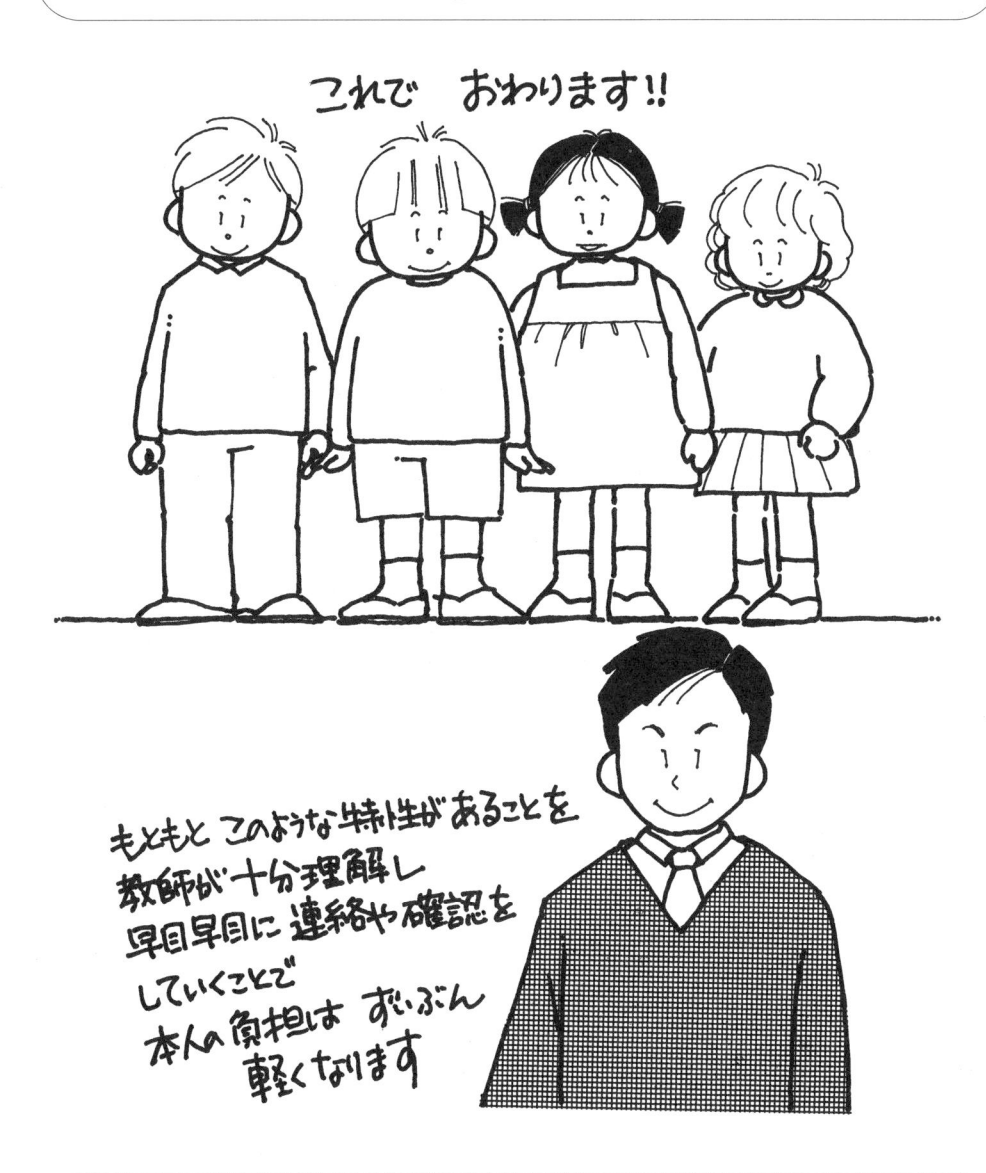

これで おわります!!

もともと このような特性があることを
教師が十分理解し
早目早目に 連絡や確認を
していくことで
本人の負担は ずいぶん
軽くなります

> もともとこのような特性があることを理解しておきましょう。日程などの変更に対しては，徐々に慣れさせていくようにするしかありません。ただ，無理矢理に行動させることは逆効果になることを知っておきましょう。

興味の偏り・こだわり

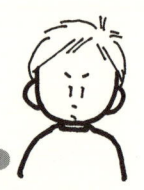

> 　自分の好きなことやしたいことがはっきりしていて，長時間でも集中して取り組む。しかしそれ以外のこと（特に嫌いなこと）には興味を示さず，やろうともしない。
> 　特定のおもちゃや本にこだわったり，同じ遊びを延々と続けたりする。

　興味の対象がはっきりしていて，自分が好きなことには集中して取り組むことができます。しかしながら，嫌いなこと（往々にして苦手なこと，退屈なこと）は極端にいやがり興味を示しません。取り組むように声をかけるくらいでは促すことはできないほどです。

　また，特定のものへのこだわりは，情緒の安定を図ろうとする行動でもあるようです。制止するだけでは，情緒不安定を引き起こすこともあるので，他の物へ興味を広げることで改善を図りましょう。

> 　嫌いなことの後に好きなことをするというように組にして提示し，続けて取り組むようにさせる。
> 　例：苦手な計算問題のプリント（嫌いなこと）
> 　　　　　　　　↓
> 　　　お絵かき1枚（好きなこと）

> 　嫌いなことに取り組むときは，担任等の大人がそばについていると安心して取り組むことができる。子どもは苦手なことやできないことはやりたがらないので，不安を取り除くことが大切。

苦手なことの後に好きなことをさせるのは行動の原則（陽性強化の原理）にもあてはまります

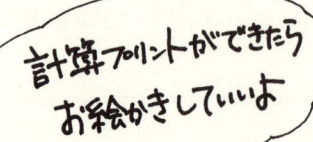

計算プリントができたらお絵かきしていいよ

対応を考える

> 見通しが立たないことには取り組もうとしないので，作業等は見通しの立てやすい量にする

> 嫌いなことをやり遂げたときは大いにほめ，やればできるという気持ちや達成感を味わわせる。

> 子どもが得意なことは大いに認め，具体的なことばでほめる。ときには，「教える役」を与え自分に自信を持たせていくとともに，周囲の子どもたちの理解を得る。

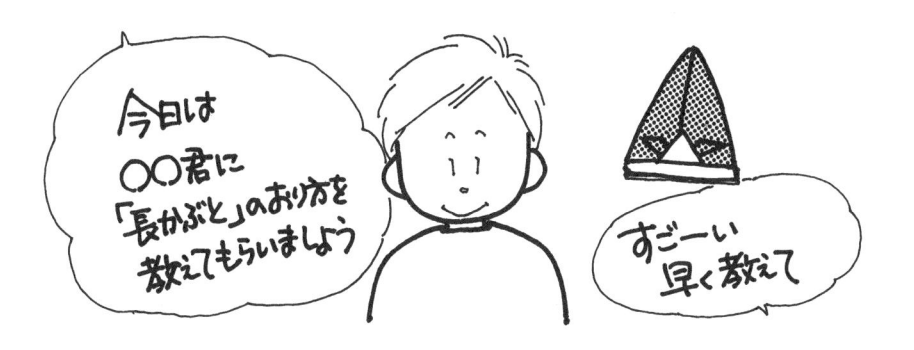

今日は〇〇君に「長かぶと」のおり方を教えてもらいましょう

すごーい 早く教えて

> こだわることは認めても，場所や時間を決めて，その範囲の中でなら行っていいことにする。それ以外のときはしないように必ず守らせる。

> こだわりをもっている話題をもとに，同じ傾向の話題に徐々に移していく。特定の物にこだわるときは，その対象物をだんだんと小さくしたり，手の届くところから少しずつ遠ざけていく。

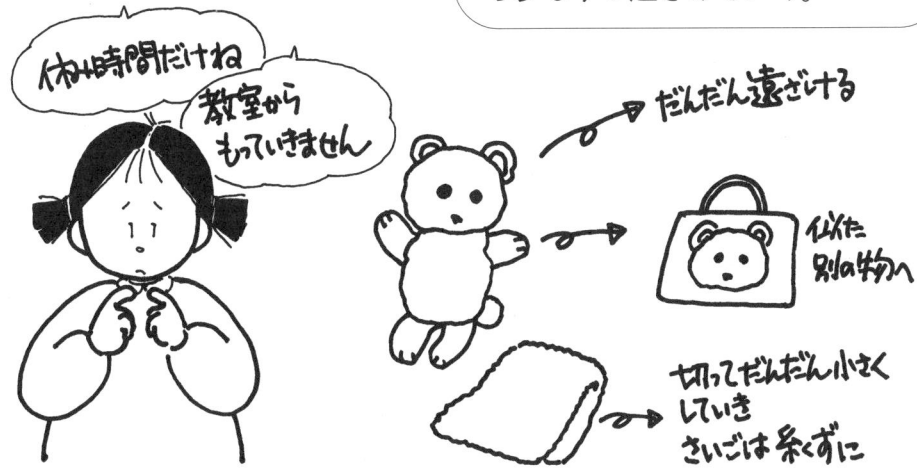

休み時間だけね 教室からもっていきません

だんだん遠ざける

似た別の物へ

切ってだんだん小さくしていき さいごは糸くずに

時間の感覚がつかめない

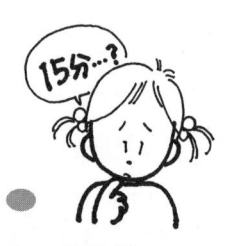

> 「15分」などの時間の中でできそうな作業量を見通すことがむずかしく取りかかれないでいる。
>
> 作業や課題に取り組む前に，何分くらいで終わることができるかを見通すことが苦手。
>
> 「あとでしようね」「少し待ってね」といった時間に関する抽象的な指示の理解がむずかしい。

空間認知が苦手であるのと同じように，「時間」を認知するのが困難な子どももいます。例えば，時計の長針が示す5分間の幅を実際の時間的な長さとして捉えることがむずかしく，しかもその時間内にできる作業量を見通すといった計画的な考え方も苦手です。

また，「今か，今でないか」といった限定された時間感覚を持っていることが多く，「あと少し」のような抽象的な表現の理解が困難です。（→併せて「作業や課題を仕上げられない」のページも参照）

作業や課題に入る前に「5分でできる」のように子どもなりの見通しを立てさせる。実際に計時をすることで少しずつ所要時間の見通しの正確さを増していく。

例：プリント1枚　　　　予想　5分　　実際15分
　　体操服への着替え　　予想　3分　　実際5分

「長い針が『3』を指すまで待ってね」といった視覚的にも捉えやすい指示を与える。

砂時計を使いながら，作業や課題に取り組ませる。砂時計は時間の経過を砂の量に置き換えているので，視覚的に捉えやすい。

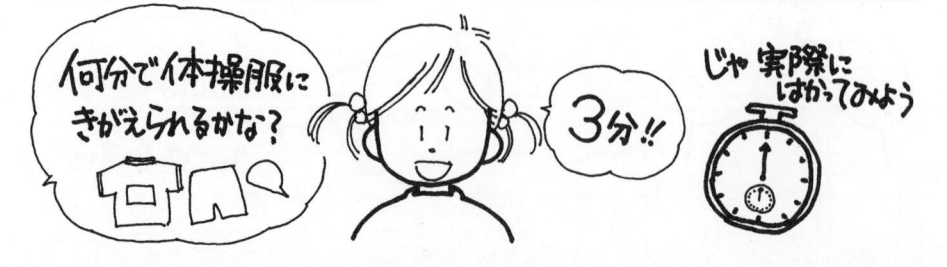

対応を考える

不器用

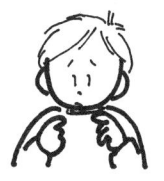

> ボタンを留めることができなかったり時間がかかったりする。
> 鉛筆やはさみを持ったり使ったりするのがぎこちない。
> ひも結び等の細かい作業が苦手である。

　目からの刺激を受け取って，体の動きへと伝える器官の連携がスムーズに行われないために，細かな運動をコントロールすることがむずかしくなります。手指を用いた遊びを多く取り入れることで感覚の発達を促すような動作の訓練を行うことが必要です。

　ただし，基本的な考え方として，手先が器用になるには，その前提条件として，肘，肩，体幹の滑らかな動きの獲得と，しっかりと体を支える筋肉の活動が必要です。**まずは，体全体の運動発達を心がけましょう。**

　また，目からの刺激を正確に受けとめるためには，物を注視する，動く物を目で追うなどを含め，**視知覚の発達も必要**です。このことにも心がけましょう。(→併せて「体の動きがぎこちない」のページも参照)

- 粘土や積木を使う遊びや指遊び等，指先を使う遊びを多く経験させる。

- お手伝いで，瓶のふたの開け閉め等の手先を使うことを体験させる。

- まずは，体全体の発達を促すために，ジャングルジムで遊んだり，屋外での遊びを取り入れる。

- 利き手と調整手の使い分けができるような運動を取り入れる。
  例：はさみの使用

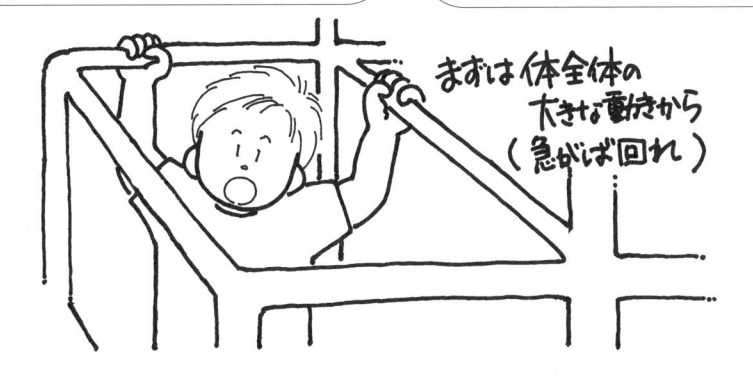

まずは体全体の大きな動きから（急がば回れ）

体の動きがぎこちない

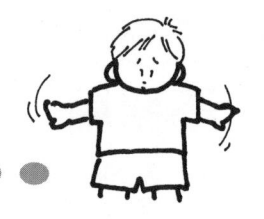

> 歩いたり走ったりする動作がぎくしゃくとしていたり，ボールの扱いがうまくできなかったりと，体全体を使った運動にぎこちなさが見られる。
> でんぐり返りや平均台上を歩くといったバランス感覚が必要な動きが苦手である。

　身体知覚に問題があると，体の向きや傾きを感じ取る感覚器官と，それに応じて体を動かす筋肉や関節の連携がスムーズに行われず，自分の体の動きや方向を把握できなくなります。そのために，体の動きがぎこちなくなったり体全体を協調させる運動がむずかしくなったりします。

　重力に抗して体の向きを立て直す反応に弱さがあると，１本線の上を歩いたり片足立ちをしたりできません。また，高いところや不安定なところを怖がる傾向もあります。

　全身を使った大きな動きや，ボディイメージを高める動きを取り入れた遊びを工夫することが大切です。

　また，筋肉の張りの状態が弱いため，姿勢が崩れやすい子どももいます。姿勢を維持することや簡単な運動にも努力を必要とするため，疲れやすいのです。姿勢の悪さは必ずしも「やる気のなさ」や「態度の悪さ」ではありません。誤解による叱責を避けるためにも姿勢の悪さの原因を探りましょう。

回転，加速度，ゆれ，上下の動きを感じさせたり，触覚を刺激するような遊びを多くさせる。
　例：トランポリン，滑り台
　　　ブランコ，粘土　等

遊具に合わせたいろいろな体の動かし方を体験させる。
　例：　サーキット運動
　　　（平均台，トランポリン，はしご，マット　等）

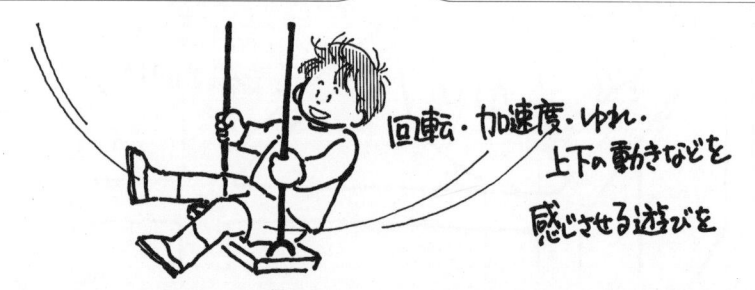

回転・加速度・ゆれ・上下の動きなどを感じさせる遊びを

対応を考える

身体知覚を高める遊びやゲームを行う。
・風船を体のいろいろな部分ではさんで運ぶレース
・ボールに合わせて自分も弾む
・友達や先生のポーズの真似をする
・音楽に合わせた姿勢の変換遊び（リトミック等）
・各自が背中に付けたリボンを取り合う鬼ごっこ
　　　　　　　　　　　　　　　　　　　　　　等

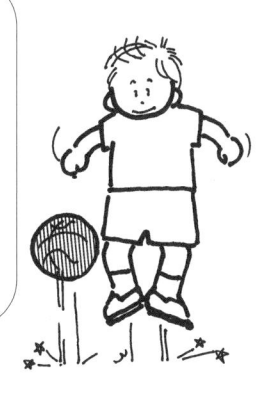

大玉乗りやハンモック、ゆりかご等で不安定な場所に慣れさせる。

転がしドッジボールやボウリング、的当て等で、ボールの扱い方に慣れさせる。

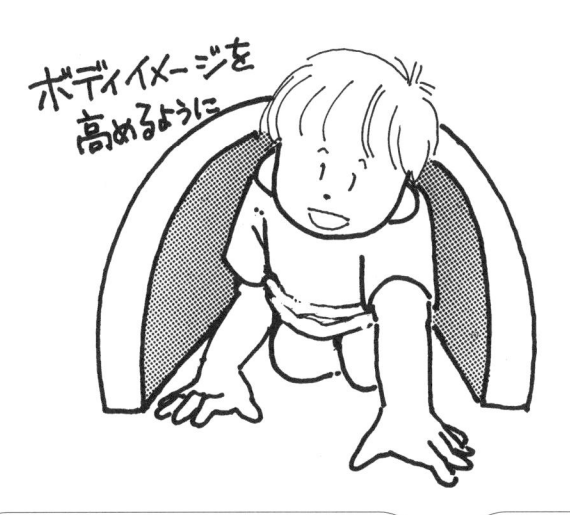

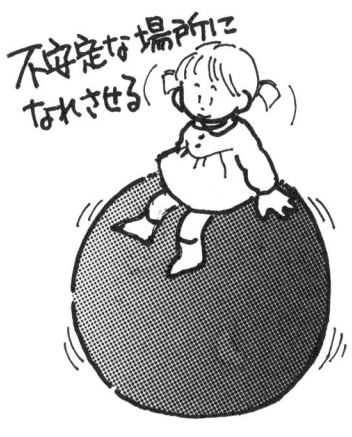

ボディイメージを高めるように

不安定な場所になれさせる

トンネルくぐり等の狭いところを通り抜ける遊びで、自分の体の大きさや動かし方の感覚をつかませる。

ジャングルジムや縄ばしご等を登ったり下りたりすることで、全身の協応を練習させる。

床板の線や床に置いたロープに沿って歩く。慣れたら平均台上を歩く。

恐怖感を取り除くために、子どもの体に手を添えたり声をかけたりする。うまくできたら大いにほめる。

おわりに

　ＡＤＨＤ児への教育は困難を極める，ということを，教師はまず覚悟する必要があります。しかし，どんなに指導が難しい子どもでも，心の奥底には伸びていこうとする美しい芽を持っています。子どもたち一人一人の特性を生かして指導を工夫していく教師の姿勢が，ＡＤＨＤ児の成長を支えることにつながります。

　本書を読んで，「あの子はＡＤＨＤかもしれない」と感じた子どもがいたら，ぜひ対応を始めてみてください。ひょっとしたら，その子はＡＤＨＤではないかもしれませんが，その対応は決して害にはなりません。なぜならば，これは，指導上特別な配慮を要する全ての子どもに当てはまる指導原理だからです。

　反対に，ＡＤＨＤの子どもたちが，適切な対応をされなかったとしたらどうでしょう。不注意や多動性，衝動性という一次的な障害による周りへの不適応や学習の遅れに苦しむばかりか，周囲に理解されず自信や意欲をなくしたり，不登校などの二次的な障害につながるおそれもあるのです。このような場合，子どもたちの受ける不利益ははかりしれません。ですから，気づいたときは，まず対応を始めてほしいと思います。

　ただし，本書で紹介した対応は，決してこれだけで十分なものとは言えません。たくさんの子どもたちとの関わりの中から，「こう考えると子どもたちを理解しやすいのではないだろうか」「こう対応すると子どもたちが生き生きと学校生活を送れるのではないだろうか」という視点でまとめていったものにすぎません。ご自身が関わっている子どもたち一人一人に重ねて考え，工夫していただくことが，何よりも大きな力となることでしょう。

　ＡＤＨＤ児の多くは，ほめられることよりも叱られ続けて育ってきています。彼らは，ほめるところがないのではありません。教師が見つけられないだけなのです。良いところをたくさん見つけてみてください。そして，「ほめてやる」のではなく，一緒になって喜ぶようになれたとき，私たちは教師としての新たな門を開くのかも知れません。教育は偶然の出会いを必然にする営みである，とも言われています。子どもと関わっていく中で，私たち自身も「教えられ育てられ」ていく存在であることを忘れてはならないでしょう。

　本書が，子どもたちの成長を支えたいと願う多くの仲間たちのささやかなひとすじの光となるならば，これ以上の喜びはありません。

参考資料

1. 『DSM-Ⅳ　精神疾患の分類と診断の手引』高橋三郎訳（医学書院）より引用

2. 相談機関一覧

〈参考資料〉
1．ADHD：教育的対応のための定義・判断基準（試案）（文部科学省 H14.10）

1．ADHDの定義

　　ADHDとは，年齢あるいは発達に不釣り合いな注意力，及び／又は衝動性，多動性を特徴とする行動の障害で，社会的な活動や学業の機能に支障をきたすものである。
　　また，7歳以前に現れ，その状態が継続し，中枢神経系に何らかの要因による機能不全があると推定される。

2．ADHDの判断基準

以下の基準に該当する場合は，教育的，心理学的，医学的な観点からの詳細な調査が必要である。

1．以下の「不注意」「多動性」「衝動性」に関する設問に該当する項目が多く，少なくとも，その状態が6ヵ月以上続いている。

　○不注意
・学校での勉強で，細かいところまで注意を払わなかったり，不注意な間違いをしたりする。
・課題や遊びの活動で，注意を集中し続けることが難しい。
・面と向かって話しかけられているのに，聞いていないようにみえる。
・指示に従えず，また仕事を最後までやり遂げない。
・学習などの課題や活動を順序立てて行うことが難しい。
・気が散りやすい。
・日々の活動で忘れっぽい。

　○多動性
・手首をそわそわ動かしたり，着席していてもじもじしたりする。
・授業中や座っているべき時に席を離れてしまう。
・きちんとしていなければならない時に，過度に走り回ったりよじ登ったりする。
・遊びや余暇活動におとなしく参加することが難しい。
・じっとしていない。または何かに駆り立てられるように活動する。
・過度にしゃべる。

　○衝動性
・質問が終わらないうちに出し抜けに答えてしまう。
・順番を待つのが難しい。
・他の人がしていることをさえぎったり，じゃましたりする。

2．「不注意」「多動性」「衝動性」のうちのいくつかが7歳以前に存在し，社会生活や学校生活を営む上で支障がある。
3．著しい不適応が学校や家庭などの複数の場面で認められる。
4．知的障害（軽度を除く），自閉症などが認められない。

※　ADHDの定義は，アメリカ精神医学会によるDSM-Ⅳを参考にした。
※　ADHDの判断基準は，アメリカにおけるチェックリストADHD-RS（学校用），及びDSM-Ⅳを参考にした。

文部科学省は，以下の件を留意事項として上げている。

○ADHDは，医学の領域において研究，形成された概念であるということ。教育的対応のための定義・判断基準は，現在ある医学的な操作的診断基準に準じて作成されたこと。
○判断基準は，県教育委員会の「専門家チーム」において活用することを想定して作成されたものであること。
○必要に応じて医学的診断が受けられるようにしておく必要があること。

〈参考資料〉
2.『DSM-Ⅳ 精神疾患の分類と診断の手引』高橋三郎訳（医学書院）より引用

■**注意欠陥/多動性障害**
Attention-Deficit / Hyperactivity Disorder

A．(1)か(2)のどちらか：
(1) 以下の**不注意**の症状のうち6つ（またはそれ以上）が少なくとも6ヶ月以上続いたことがあり，その程度は不適応的で，発達の水準に相応しないもの：

不注意
(a) 学業，仕事，またはその他の活動において，しばしば綿密に注意することができない，または不注意な過ちをおかす。
(b) 課題または遊びの活動で注意を持続することがしばしば困難である。
(c) 直接話しかけられた時にしばしば聞いていないように見える。
(d) しばしば指示に従えず，学業，用事，または職場での業務をやり遂げることができない（反抗的な行動または指示を理解できないためではなく）。
(e) 課題や活動を順序立てることがしばしば困難である。
(f) （学業や宿題のような）精神的努力の持続を要する課題に従事することをしばしば避ける，嫌う，またはいやいや行う。
(g) （例えばおもちゃ，学校の宿題，鉛筆，本，道具など）課題や活動に必要なものをしばしばなくす。
(h) しばしば外からの刺激によって容易に注意をそらされる。
(i) しばしば毎日の活動を忘れてしまう。

(2) 以下の**多動性－衝動性**の症状のうち6つ（またはそれ以上）が少なくとも6ヶ月以上持続したことがあり，その程度は不適応的で，発達水準に相応しない：

多動性
(a) しばしば手足をそわそわと動かし，またはいすの上でもじもじする。
(b) しばしば教室や，その他，座っていることを要求される状況で席を離れる。
(c) しばしば，不適切な状況で，余計に走り回ったり高い所へ上ったりする（青年または成人では落着かない感じの自覚のみに限られるかも知れない）。
(d) しばしば静かに遊んだり余暇活動につくことができない。
(e) しばしば"じっとしていない"またはまるで"エンジンで動かされるように"行動する。
(f) しばしばしゃべりすぎる。

衝動性
(g) しばしば質問が終わる前にだし抜けに答えてしまう。
(h) しばしば順番をまつことが困難である。
(i) しばしば他人を妨害し，邪魔する（例えば，会話やゲームに干渉する）。

B．多動性－衝動性または不注意の症状のいくつかが7歳未満に存在し，障害を引き起こしている。
C．これらの症状による障害が2つ以上の状況において（例えば，学校［または仕事］と家庭）存在する。
D．社会的，学業的または職業的機能において，臨床的に著しい障害が存在するという明確な証拠が存在しなければならない。
E．その症状は**広汎性発達障害**，**精神分裂病**，またはその他の**精神病性障害**の経過中にのみ起こるものではなく，他の精神疾患（例えば，**気分障害**，**不安障害**，**解離性障害**，または**人格障害**）ではうまく説明されない。

〈参考資料〉

3．相談機関一覧「平成12年度　全国特殊教育センター協議会　加入機関名簿」より引用

	名　　称	郵便番号	所　在　地	電話番号
北海道・東北	北海道立特殊教育センター	064-0944	札幌市中央区円山西町2丁目1-1	011-612-6211
	青森県総合学校教育センター	030-0123	青森市大字大矢沢宇野田80-2	017-764-1993
	岩手県立総合教育センター	025-0301	花巻市北湯口第2地割82番1	0198-27-2711
	宮城県特殊教育センター	981-3213	仙台市泉区南中山5丁目3番1号	022-376-5432
	仙台市教育センター	983-0825	仙台市宮城野区鶴ヶ谷北1丁目19-1	022-251-7441
	秋田県総合教育センター	010-0101	南秋田郡天王町天王字追分西29-76	018-873-7200
	山形県教育センター	994-0021	天童市大字山元字犬倉津2515	023-654-2155
	福島県養護教育センター	963-8041	郡山市富田町字上ノ台4番地の1	024-952-6497
関東・甲信	茨城県教育研修センター	309-1722	西茨城郡友部町平町字山ノ神1410	0296-78-2121
	栃木県総合教育センター	320-0002	宇都宮市瓦谷町1070番地	028-665-7210
	群馬県総合教育センター	372-0031	伊勢崎市今泉町1-233-2	0270-26-9211
	埼玉県立総合教育センター	336-8555	浦和市三室1305-1	048-874-1221
	千葉県特殊教育センター	260-0853	千葉市中央区葛城2-10-1	043-227-1166
	千葉市養護教育センター	261-0003	千葉市美浜区高浜3-2-3	043-277-0101
	東京都立教育研究所	153-8939	目黒区目黒1-1-14	03-5434-1983
	国立特殊教育総合研究所	239-0841	横須賀市野比5丁目1番1号	0468-48-4121
	神奈川県立第二教育センター	252-0813	藤沢市亀井野2547-4	0466-81-8521
	横浜市養護教育総合センター	240-0044	横浜市保土ヶ谷区仏向町845番地2	045-336-6002
	川崎市総合教育センター	213-0001	川崎市高津区溝口6-9-3	044-844-3740
	山梨県立総合教育センター	406-0801	東八代郡御坂町成田1456	055-262-5571
	長野県総合教育センター	399-0711	塩尻市大字片丘字南唐沢6342-4	0263-53-8800
中部・北陸	新潟県立教育センター	950-2144	新潟市曽和100-1	025-263-9030
	富山県総合教育センター	930-0866	富山市高田525	076-444-6351
	石川県教育センター	921-8153	金沢市高尾町ウ31-1	076-298-3515
	福井県特殊教育センター	910-0846	福井市四ツ井2-8-48	0776-53-6574
	岐阜県総合教育センター	500-8384	岐阜市藪田南5-9-1	058-271-3458
	静岡県総合教育センター	436-0214	掛川市富部456	0537-24-9700
	愛知県総合教育センター	470-0151	愛知郡東郷町大字諸輪字上鉾68番地	05613-8-9517
	名古屋市教育センター	456-0031	名古屋市熱田区神宮3丁目6番14号	052-683-6401
	三重県総合教育センター	514-0007	津市大谷町12番地	059-226-3571

近畿	滋賀県総合教育センター	520-2321	野洲郡野洲町大字北桜	077-588-2311
	京都府総合教育センター	612-0064	京都市伏見区桃山毛利長門西町	075-612-3266
	大阪府教育センター	558-0011	大阪市住吉区苅田4丁目13番23号	06-6692-1882
	大阪市教育センター	552-0007	大阪市港区弁天1-1-6	06-6572-0567
	兵庫県立障害児教育センター	651-0062	神戸市中央区坂口通2丁目1-18	078-222-3604
	奈良県立教育研究所	636-0343	奈良県磯城郡田原本町秦庄22-1	07443-2-8201
	和歌山県教育研修センター	640-8137	和歌山市吹上5丁目6番1号	073-423-2183
中国・四国	鳥取県教育研修センター	680-0941	鳥取市湖山町北5丁目201番地	0857-28-2322
	島根県立松江教育センター	690-0873	松江市内中原町255-1	0852-22-5859
	岡山県教育センター	703-8278	岡山市古京町2-2-14	086-272-1205
	広島県立教育センター	739-0144	東広島市八本松南1丁目2番1号	0824-28-2631
	広島市教育センター	732-0068	広島市東区牛田新町1丁目17番1号	082-223-3563
	山口県教育研修所	754-0893	山口市大字秋穂二島1062番地	083-987-1246
	香川県教育センター	760-0004	高松市西宝町2丁目4番18号	087-833-4235
	愛媛県総合教育センター	791-1136	松山市上野町甲650番地	089-963-3111
	高知県教育センター	781-5103	高知市大津乙181番地	088-866-3890
九州・沖縄	福岡県教育センター	811-2401	糟屋郡篠栗町高田268	092-947-0079
	北九州市立養護教育センター	802-0803	北九州市小倉南区春ヶ丘10番2号	093-921-2230
	福岡市発達教育センター	810-0065	福岡市中央区地行浜2丁目1番6号	092-845-0015
	佐賀県教育センター	840-0214	佐賀郡大和町大字川上字西山	0952-62-5211
	長崎県教育センター	856-0834	大村市玖島1丁目24-2	0957-53-1131
	熊本県立教育センター	861-0543	山鹿市小原	0968-44-6611
	大分県教育センター	870-1124	大分市大字旦野原847番地の2	097-569-0118
	宮崎県教育研修センター	880-0835	宮崎市阿波岐原町前浜4276番地729	0985-24-3122
	鹿児島県総合教育センター	891-1393	鹿児島郡吉田町宮之浦862番地	099-294-2311
	沖縄県立教育センター	904-2174	沖縄市字与儀587番地	098-933-7555

参考文献等

【引用・参考文献】

○学習障害児に対する指導について（報告）　　　　　　　　（文部省　平成11年7月）

○21世紀の特殊教育の在り方について（最終報告）　　　　　（文部省　平成13年1月）

○学習障害（LD）及びその周辺の子どもたち　－特性に対する対応を考える－
　　　尾崎洋一郎　草野和子　中村 敦　池田英俊　　　　　（同成社）

○DSM－Ⅳ　精神疾患の分類と診断の手引　高橋三郎他 訳　　（医学書院）

○多動症の子どもたち　　　　　　　　　太田昌孝　　　　　（大月書店）

○ｍｉｎｄｉｘぷらざ　1999・秋
　　注意欠陥/多動障害児の理解と対応　　宮本信也　　（安田生命社会事業団）

○ｍｉｎｄｉｘぷらざ　2000・春
　　キレる子・むかつく子・非行の子と家族　杉山登志郎　（安田生命社会事業団）

○ｍｉｎｄｉｘぷらざ　2000・春
　　反抗挑戦性障害　　　　　　　　　　皆川邦直　　（安田生命社会事業団）

○2000年度 安田精神保健夏期講座資料　ＡＤＨＤ・ＬＤの理解と対応
　　・ＡＤＨＤの理解と対応　　　　　　山崎晃資
　　・ＡＤＨＤの理解と学校での対応　　月森久江
　　・ＬＤ・ＡＤＨＤ児の教育をめぐる最近の動向　上野一彦　（安田生命社会事業団）

○実践障害児教育（1999年1月号）「ＡＤＨＤの診断と指導」　　（学習研究社）

○多動な子どもたちＱ＆Ａ　ＡＤＨＤを正しく理解するために
　　　　　　　　　　　　　　　　　　　石崎朝世　　　　　（すずき出版）

○落ち着きのない子どもたち　－多動症候群への理解と対応－
　　　　　　　　　　　　　　　　　　　石崎朝世　　　　　（すずき出版）

○友達ができにくい子どもたち　　　　　石崎朝世　　　　　（すずき出版）
○ＡＤＨＤをもつ子の学校生活　　　　　リンダ・Ｊ・フィフナー　（中央法規）

○のび太・ジャイアン症候群　　　　　　　司馬理英子　　　　　　（主婦の友社）

○のび太・ジャイアン症候群2　ＡＤＨＤ　これで子どもが変わる
　　　　　　　　　　　　　　　　　　　司馬理英子　　　　　　（主婦の友社）

○ＬＤ（学習障害）教育実践のための資料集
　　キャロル・バートン　山口　薫　竹田契一　　　（国際治療教育研究所）

○オペラント教育の実践例と展望　　日本オペラント教育研究会　　（川島書店）

○ことばのない子のことばの指導　　　　　　　東　　正　　　　（学習研究社）

○ＡＤＨＤ注意欠陥・多動性障害　親と専門家のためのガイドブック
　　アリソン・マンデン　ジョン・アーセラス
　　市川宏伸　佐藤泰三　　　　　　　　　　　　　　　　　　　　（東京書籍）

○ブレーキをかけよう1　ＡＤＨＤとうまくつきあうために
　　P.O.クイン　J.M.スターン
　　田中康雄　高山恵子　　　　　　　　　　　　　　　　　　（えじそんくらぶ）

○ブレーキをかけよう2　ＡＤＨＤとのつきあい方　中学・高校生編
　　P.O.クイン
　　田中康雄　高山恵子　　　　　　　　　　　　　　　　　　（えじそんくらぶ）

○手のつけられない子　それはＡＤＨＤのせいだった
　　メアリー・ファウラー　　　　　　　　　　　　　　　　　　　　（扶桑社）

○雑誌Ｃｏｍｏ　1999年10月号　　　　　　　　　　　　　　　（主婦の友社）

○高機能自閉症　　神尾陽子　　1999年「発達78号」　　　（ミネルヴァ書房）

○自閉症　　　黒丸正四郎　　「情緒障害教育講義録」　（日本児童福祉協会）

○ＬＤとは何か　　　　　　　　　　　　　　上野一彦他　　（日本文化科学社）

○感覚統合Ｑ＆Ａ　　佐藤　剛　監修　永井洋一，浜田昌義 編集　（協同医書出版社）

○みんなの感覚統合　佐藤　剛，土田玲子，小野昭男
　　　　　　　　　　　　　　　　　　　　（パシフィックサプライ株式会社）

【VTR】

○ADHD注意欠陥・多動性障害　その基礎知識と対応法
　　　　　　　　　　　　　　　　司馬理英子　　　　（アートデイズ）

○多動症候群への理解と対応
　落ち着きのない子どもたち 第1巻理論編　第2巻指導編　（ジェムコ出版株式会社）

【Webページ】

○ADHDチャンネル　　　　　　http://www.geocities.co.jp/CollegeLife/9973/index.html

○北海道こども心療内科氏家医院　　http://www.d3.dion.ne.jp/~ujiie/index.htm

○石原ママのホームページ　　　　http://village.infoweb.ne.jp/~fwhw2596/index.htm

○ヴァージニア医科大学
　　　　　　　http://www.med.virginia.edu/medicine/clinical/pediatrics/devbeh/adhdlin/

○LD（学習障害）親の会「けやき」　　　http://www.ne.jp/asahi/hp/keyaki/

○鹿児島大学医学部　　　　　　　http://www.st.kufm.kagoshima-u.ac.jp/

○MA　MAISON　　　　　　　　http://www.t3.rim.or.jp/~tsuch/

○たんぽぽ　るーむ　　　　　　　http://www2.plala.or.jp/Nom-F/index.html

○National　Institute　Of　Mental　Health
　　　　　　　　　　　　　　http://www.nimh.nih.gov/publicat/adhd.cfm

○えじそんくらぶ　　　　　　　　http://www.e-club.gr.jp/index.html

著者紹介

尾 崎 洋一郎
- ・1949年生まれ
- ・1972年　長崎大学教育学部卒業
　　　　　　以来，長崎県内の養護学校・ろう学校へ勤務
　　　　　　その間，長崎県教育センター研修員・指導主事・主任指導主事
　　　　　　日本学校教育相談学会，日本LD学会　会員
- ・2007年より現職：長崎県立鶴南養護学校校長
- ・主な著書等：「訪問教育の指導の実際」（共著　慶応通信　1988）
　　　　　　　「LD（学習障害）及びその周辺の子どもたち
　　　　　　　　－特性に対する対応を考える－」（共著　同成社　2000）

池 田 英 俊
- ・1959年生まれ
- ・1981年　長崎大学教育学部卒業
　　　　　　以来，長崎大学教育学部附属養護学校・長崎県内の養護学校へ勤務
　　　　　　その後，長崎県教育センター　研修員・指導主事
　　　　　　日本学校教育相談学会　会員
- ・2006年より現職：長崎大学教育学部附属特別支援学校副校長
- ・主な著書等：「障害児教育の新展開13　自閉症児をどう指導するか」
　　　　　　　　　　　　　　　　　　　　　　　　（共著　明治図書　1992）
　　　　　　　「LD（学習障害）及びその周辺の子どもたち
　　　　　　　　－特性に対する対応を考える－」（共著　同成社　2000）

錦 戸 惠 子
- ・1964年生まれ
- ・1986年　長崎大学教育学部卒業
　　　　　　以来，長崎県内の小学校，長崎県教育センターへ勤務
- ・2005年より現職：長与町立長与小学校　教諭

【イラスト】
草 野 和 子
- ・1959年生まれ
- ・1982年　長崎大学教育学部卒業
　　　　　　以来，長崎県内の小学校，長崎県教育センターへ勤務
- ・2004年より現職：五島市立福江小学校　教諭
- ・主な著書等：「LD（学習障害）及びその周辺の子どもたち
　　　　　　　　－特性に対する対応を考える－」（共著　同成社　2000）

【協力者】
　　　松　下　克　己（長崎県立佐世保養護学校　教諭）
　　　尾　崎　誠　子（前長崎県立療盲指導センター　保育士）
　　　戸　髙　亮　子（前長崎県立療盲指導センター　作業療法士）

ＡＤＨＤ及びその周辺の子どもたち

2001年3月31日　初版発行
2011年2月10日　第14刷

著　者　尾崎洋一郎他
発行者　山　脇　洋　亮
印刷者　モリモト印刷㈱
製　本　㈱民　由　社

発行所　東京都千代田区飯田橋
　　　　4-4-8 東京中央ビル内　㈱同成社
　　　　TEL 03-3239-1467　振替 00140-0-20618

©Ozaki Yoichiro 2001. Printed in Japan
ISBN978-4-88621-221-4 C2037